Rauch/Mayr
Die Kohlenhydrat-Lüge

Die Autoren

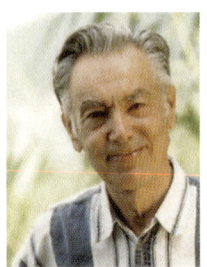

Medizinalrat Dr. Erich Rauch (1922–2003) war einer der bedeutendsten Mayr-Schüler, der die Therapiemethode weiterentwickelt und gelehrt hat. Er machte sie durch zahlreiche Ratgeberbücher einer breiten Leserschaft zugänglich. 1976 eröffnete Rauch als eines der ersten seiner Art das Gesundheitszentrum Golfhotel am Wörthersee, an dem er bis zu seinem Ruhestand als Chefarzt arbeitete und Tausende Patienten im Sinne der Mayr-Medizin behandelte. Daneben widmete er sich der Ausbildung von Mayr-Ärzten und reformierte die Gesellschaft der Mayr-Ärzte ganz entscheidend. Das vorliegende Werk ist sein letztes Buch, das er gemeinsam mit Peter Mayr verfasste.

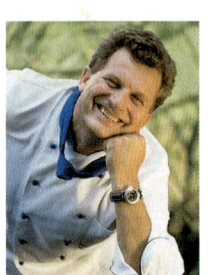

Peter Mayr – ein Namensvetter, aber kein Verwandter von F. X. Mayr – war 27 Jahre der Chefkoch im Gesundheitszentrum Golfhotel am Wörthersee. In dieser Zeit arbeitete er eng mit Rauch zusammen; gemeinsam entwickelten und verbesserten sie anhand der Erfahrungen mit den ambulanten und stationären Kurpatienten beständig die Ernährungsumsetzung bis zur heutigen modernen F. X.-Mayr-Kur. Peter Mayr ist Autor von mehr als 20 Ernährungsbüchern, Lehrbeauftragter und Prüfer der Wirtschaftskammer sowie Betreiber der Kochschule Gustogenese. Als selbstständiger Ernährungsberater und Coach steht er sämtlichen Mayr-Kurhäusern und Gesundheitszentren zur Verfügung (www.petermayr.at, www.gustogenese.at).

Dr. med. Erich Rauch
Peter Mayr

Die Kohlen-hydrat-Lüge

Was an den gängigen Ernährungslehren falsch ist

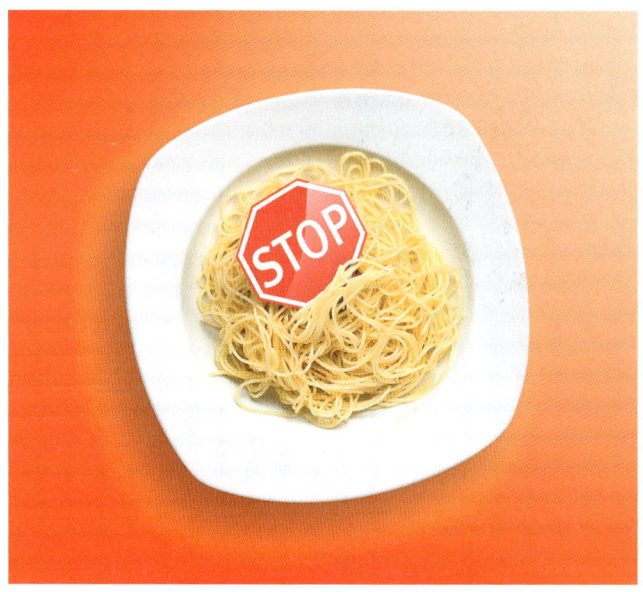

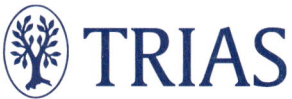

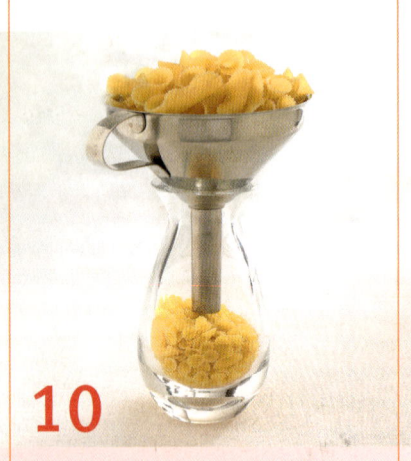

10

Gesundheit beginnt im Bauch!

Pauschale Diätvorschriften bringen gar nichts! Man wird erst dann gesund und schlank, wenn man nur die Speisen verzehrt, die individuell verträglich sind. Tatsächlich stopfen wir aber Unmengen Unverdauliches in uns hinein.

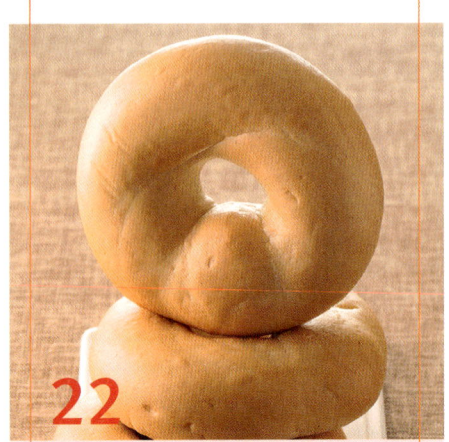

22

Schluss mit der Kohlenhydrat-Lüge!

Noch immer wird propagiert, generell reichlich Kohlenhydrate zu essen, um abzunehmen. – Viele Menschen nehmen bei dieser »Kohlenhydratmast« aber zu. Warum das so ist und wie man gezielt gegensteuern kann, legen die Autoren ausführlich dar.

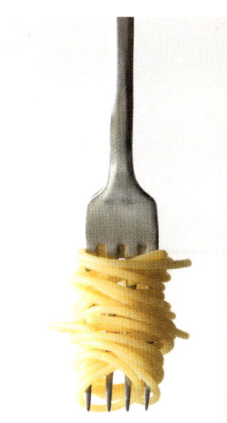

82

**So geht's:
Die Vier-Schritte-Kost**

Neben der richtigen Auswahl der Kohlenhydrate sind auch Grundkenntnisse zu den Proteinen, Fetten und Mikronährstoffen unverzichtbar. Sie erhalten hier das Rüstzeug, um Ihre Ernährung – am besten gemeinsam mit einem Mayr-Arzt – individuell anzupassen.

SPECIAL

Liebe Leserin, lieber Leser

Eigentlich sollte unsere Ernährung keine Last, sondern eine Freude sein – eine Quelle für Gesundheit und Wohlbefinden. Doch davon sind die meisten Menschen in den sogenannten Wohlstandsländern weit entfernt. Viele werden von Übergewicht, Verdauungsbeschwerden, diversen Gesundheitsstörungen oder Lebensmittelunverträglichkeiten geplagt. Geht es Ihnen auch so?

Dann könnte dieses Buch Ihnen einen neuen, gesünderen Weg zeigen. Sie lernen zunächst die vier Komponenten der ausgewogenen Ernährung kennen:
1. Günstige Kohlenhydrate, die den Insulinspiegel nur geringfügig anheben.
2. Die individuell richtige Menge an Proteinen.
3. Wertvolle pflanzliche Öle, wie kalt gepresstes Olivenöl.
4. Ur-Lebensmittel und Mikronährstoffe.

Wie der Name des Buchs vermuten lässt, richten wir besonderes Augenmerk auf die Kohlenhydrate. Denn es ist eine Tatsache, dass ein Zuviel an Kohlenhydraten in Fett umgebaut wird. Fehlt dann noch ausreichende Bewegung, ist das Dickwerden vorprogrammiert. Tiere werden in der Massentierhaltung mit Getreide (Kohlenhydraten) und geringer Bewegungsmöglichkeit rasch fett gemästet – und bei uns funktioniert dieses Prinzip der »Kohlenhydratmast« leider genauso. Die Deutsche

Gesellschaft für Ernährung (DGE) empfiehlt uns dennoch, täglich 55–60% Kohlenhydrate zu essen. Das Ergebnis dieser Empfehlung können Sie auf Ihrer Waage ablesen! Wenn Sie der Kohlenhydrat-Lüge aufsitzen, sind Ihre Abnehmversuche von vornherein zum Scheitern verurteilt.

Diese Zusammenhänge, die nicht nur wir erkannt haben (sondern u. a. auch Sears, Montignac, Worm und Lutz), werden ausführlich und verständlich dargestellt. Ein weiterer Aspekt, der uns sehr am Herzen liegt, ist die individuelle Verdauungsfähigkeit. Denn Ihr Körper wird nur dann gut versorgt, wenn Ihr Magen-Darm-Trakt überhaupt in der Lage ist, die zugeführte Nahrung ausreichend aufzuschließen und die Nährstoffe tatsächlich aufzunehmen. Dieser Gesichtspunkt wird bei den meisten Diätprogrammen völlig außer Acht gelassen. Es ist eben nicht für jeden das Gleiche gesund und verträglich! Daher stellen wir Ihnen anhand der bewährten Mayr-Medizin und weiterer erprobter Kostformen Ernährungsprogramme vor, die Ihnen eine individuell passende Strategie an die Hand geben.

Dabei geht es um eine langfristige Ernährungsumstellung, die weniger ungünstige Kohlenhydrate und dafür mehr wertvolle Eiweißquellen und lebensnotwendige Pflanzenöle enthält. Mit unseren Empfehlungen vermeiden Sie den gefürchteten Jo-

Jo-Effekt, nehmen langsam ab und halten dabei Ihr erreichtes Wunschgewicht bei voller Energie und Lebensfreude. Sie lernen eine individuelle, praktische Ernährungsumstellung kennen, die sich auch im Alltag gut praktizieren lässt und bei der auch die kulinarischen Genüsse nicht auf der Strecke bleiben.

Die erste Auflage dieses Buches haben Dr. Erich Rauch und ich gemeinsam verfasst. Leider hat er das Erscheinen des Buches nicht mehr miterlebt, da er im Mai 2003 – im Alter von 81 Jahren – verstorben ist. Aufgrund der großen Nachfrage halten Sie nun die zweite, aktualisierte Auflage in Händen. Rauch lernte noch bei Dr. F. X. Mayr selbst und entwickelte die Mayr-

Medizin weiter. Ihm verdanken wir die wichtigsten Bücher zu dieser umfassenden Ernährungslehre. Erich Rauch war mein Lehrmeister und Freund, und auch wenn ich Mayr heiße, und mich gleich schreibe, so bin ich mit dem Begründer der Methode nicht verwandt. Dennoch vertrete ich mit Leib und Seele – als Diät-Küchenmeister und Ernährungsberater – die Mayr-Ernährungslehre.

Möge Ihnen dieses Werk ein nützlicher Begleiter und Wegweiser zu Ihrem Wohlfühlgewicht und einer gestärkten Gesundheit sein.

Peter Mayr, im November 2010
Poggersdorf, Österreich

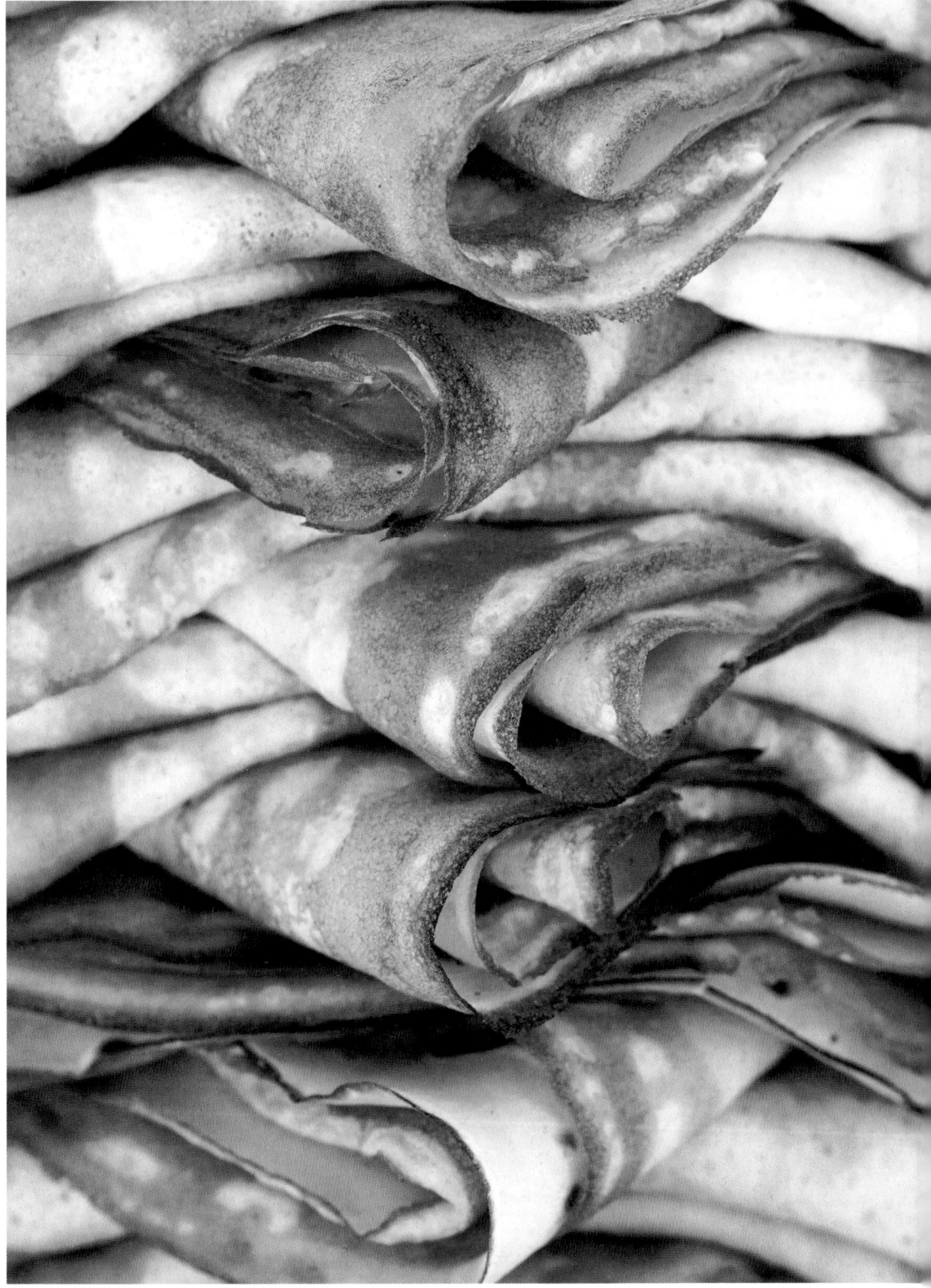

Wozu eine neue Ernährungsstrategie?

Wohlstand und Überfluss haben nicht zu mehr Gesundheit und Wohlbefinden geführt. Im Gegenteil, wir essen uns krank und dick! Unsere falsche Ernährungsstrategie führt zu Übergewicht und unzähligen Zivilisationskrankheiten.

Gesundheit beginnt im Bauch!

Unsere Ernährung ist die Grundlage unserer Gesundheit, Leistungsfähigkeit und unseres Wohlbefindens. Für jeden stellt sich also die Frage, was man selbst dazu beitragen kann, den Ernährungszustand seines Organismus optimal zu gestalten. Eine Frage, die auch heißen kann: Wie jung und gesund wollen Sie bleiben?

Die Weichenstellung zwischen relativ gesund und jung bleiben oder kränker und älter werden vollzieht sich bekanntlich täglich ununterbrochen in uns. Das stärkste, überall existente Arzneimittel, das wir besitzen, ist die im Körper richtig umgesetzte Nahrung. Jedes Mal, wenn wir essen, lösen die Nährstoffe komplexe Verdauungs-, Stoffwechsel- und Hormonreaktionen aus, die unser gesamtes Befinden insgeheim steuern. Das Problem dabei ist, dass wir Zivilisations- und Wohlstandsmenschen hinsichtlich der Auswahl unserer Nahrung schon ziemlich naturentfremdet und instinktmäßig abgestumpft sind. Wir nehmen häufig nicht mehr die echten Nahrungsbedürfnisse unseres Organismus wahr und machen auch bei bestem Bemühen, uns gesund zu ernähren, leicht vermeidbare Fehler, ohne sie zu erkennen. Das enge Wechselspiel von Nahrungszufuhr und Verdauung gipfelt in der Erfahrung, dass Fehlernährung zu Fehlverdauung führt und Fehlverdauung ihrerseits

eine fehlerhafte Nahrungsauswahl zur Folge hat. Diese Zusammenhänge werden bis heute noch gar nicht oder zumindest noch viel zu wenig beachtet.

Der Weg zur optimalen Ernährung führt über die optimale Verdauung und Verstoffwechselung der Nährstoffe. Erst wenn das Arzneimittel Nahrung richtig umgesetzt wurde, wenn ihre Bausteine ins Blut gelangen und die entsprechenden Hormonreaktionen erfolgt sind, dann erst setzt die wirkliche Ernährung ein. Natürlich kommt dabei der Auswahl der Nahrung eine große Bedeutung zu. Die letzte Entscheidung aber fällt erst im Körper, ab dem Eintritt der Nahrung in die Mundhöhle. Das ist keine neue Erkenntnis. Schon 1797 hat der große Arzt Christoph Wilhelm Hufeland in seinen berühmten »Lebensregeln« unmissverständlich darauf hingewiesen: »Wir leben nicht von dem, was wir essen, sondern von dem, was wir – richtig – verdauen!« (C. W. Hufeland)

Verdauung ist bei jedem anders

Die Qualität unserer Ernährung – und damit auch die Qualität unserer Gesundheit – hängt also nicht allein von der Qualität der Nahrungsmittel ab, sondern maßgeblich auch von der Qualität unserer Verdauung. Dazu kommt, dass die Verdauung – und damit auch alle Stoffwechselprozesse – keinesfalls bei jedem Menschen gleich abläuft. Wir unterscheiden uns nämlich in vielen Facetten unserer Verdauungs- und Stoffwechselvorgänge. So kann sich das, was für den einen gesund und leistungsfördernd ist, für den anderen als durchaus abträglich erweisen. Diese individuell unterschiedliche Verdauungsfähigkeit jedes Einzelnen ist die Ursache dafür, dass Irrtümer entstehen, wenn wir in Ernährungsfragen immer nur die Nahrung und ihre Werte betrachten und dabei die individuellen Verschiedenheiten in der Nahrungsumsetzung im Körper übersehen.

WISSEN

Ernährung =
Nahrung + Verdauung

Die Ernährung unseres Körpers wird immer durch zwei Faktoren bestimmt: durch den Faktor Nahrung und durch den ebenso wichtigen Faktor Verdauung. Wer – was sehr oft vorkommt – nur einen Faktor allein berücksichtigt, erhält wie bei jeder Gleichung ein falsches Resultat.

Die Formel für gesunde Ernährung

Die Formel für gesunde Ernährung hat der Arzt und Forscher Dr. F. X. Mayr (1875–1965) erstmals beschrieben und wiederholt zur Abklärung aller Ernährungsfragen angewendet. Ihm war es auch gelungen, die enormen individuellen Unterschiede in der Verdauungsfähigkeit bei uns Zivilisationsmenschen unter Beweis zu stellen. Mayr wies auch nach, dass die Verdauungsorgane der meisten Menschen in den Industrieländern meist wohlstandsdegeneriert und von einer optimalen Leistungsfähigkeit mehr oder weniger weit entfernt sind. Schuld daran trägt eine oft schon vererbte Schwächung oder eine von frühester Kindheit an falsche Ernährungsweise, die nicht mehr naturgemäß ist. Dadurch stellen sich beim durchschnittlichen Wohlstandsbürger allmählich entsprechende Verdauungsdissonanzen, -schwächen oder -schäden ein. Wie häufig sieht man schon beim Kleinkind quälende Blähungszustände, Appetitstörungen und andere Verdauungsprobleme und bei Jugendlichen und Erwachsenen oft »maskierte« nervöse oder organische Magen-, Leber-, Galle- oder Darmbeschwerden.

wichtig

Es ist nachweisbar, dass ein chronischer Verdauungsschaden den Menschen krank, vorzeitig alt und hässlich macht!

Die genannten Verdauungs- und Zivilisationsschäden lassen sich mit der von F. X.

11

WISSEN

Nur das essen, was man auch verdauen kann!

Hierbei kommt es sowohl auf eine individuell passende, also richtige Auswahl der Nahrung an als auch auf die richtige Einnahme und Verdauung der Nahrung. Daraus ergeben sich mit logischer Konsequenz zwei Grundprogramme: Das eine zielt auf beste Nahrungsauswahl, Nahrungszubereitung, Nahrungszusammenstellung und Nahrungsmenge ab.

Das andere wieder ist auf die bestmögliche Verdauung ausgerichtet, vom ersten Bissen mit seiner Vorverdauung in der Mundhöhle über alle Verdauungs- und Stoffwechselprozesse bis zur optimalen Versorgung aller Körperzellen mit Nährstoff und Energie. Da keines der beiden Programme für sich allein ausreichend ist, ist immer auf beide Wert zu legen.

Mayr entwickelten Diagnostik objektiv erkennen und mit seiner Fasten- und diätetischen Entschlackungs-Regenerationsmethode (»Mayr-Kur«) meist sehr wirkungsvoll behandeln. Wie vorteilhaft sich dies auf den gesamten Menschen körperlich wie auch seelisch auswirkt, konnte ich (Erich Rauch) nicht nur an mir selbst erfahren, sondern auch an über 35 000 Patienten, die ich im Laufe von fünf Jahrzehnten ambulant und stationär mit der Mayr-Kur behandelt habe. Die Ergebnisse darüber habe ich in einem eigenen Lehr-

buch und in zahlreichen weiteren Veröffentlichungen publiziert.

Es gibt auf der Welt längst unzählige Kost-, Diät- und Ernährungsregime, deren Schwerpunkt im Nahrungsprogramm liegt. Kein einziges davon hat jedoch auch die Verdauungs- und Stoffwechselprozesse als Basis unserer gesamten Ernährung so konsequent und therapeutisch so erfolgreich einbezogen wie die Medizin und Lehre nach Dr. F. X. Mayr., dem österreichischen Arzt und Forscher.

Die Folgen von Fehlernährung und Fehlverdauung

Je mehr sich Wohlstand und Überfluss entwickelt haben, desto mehr sind Fehlernährung und Fehlverdauung mit ihren Folgen entstanden; Zivilisations- und Wohlstandskrankheiten, Medikamentenabhängigkeit, körperliche und seelische Behinderungen, Einbuße an Lebensqualität, bösartige Erkrankungen und vieles mehr sind die Fol-

gen. Nahezu bei allen Erkrankungsformen spielen ernährungsbedingte Faktoren als Verursacher oder Mitverursacher eine führende Rolle. Noch vor wenigen Jahren lag der Krebs, der in vielen Fällen auch ernährungsmitbedingt ist, an erster Stelle aller Todesfolgen in den Industrieländern. Diese Statistik ist überholt, der Krebstod nimmt jetzt den dritten Platz ein. An erster und zweiter Position stehen die – zumeist in noch viel höherem Ausmaß – ernährungsbedingten Herz-Kreislauf-Erkrankungen mit den Todesfolgen Herzinfarkt, Schlaganfall, Thromboembolien. Noch nie gab es so viele Übergewichtige, Herz- und Kreislaufkranke, Risikoträger und sonstige Wohlstands- und Zivilisationsinvaliden wie heute, und es werden täglich mehr.

Um aus dieser negativen Entwicklung herauszukommen, brauchen wir neue Klarheiten und bessere Strategien. Mit einem bewusst geordneten, neuen Lebensstil können wir unsere Gesundheit aufbauen, sie durch eine möglichst optimale Ernährung stärken und unsere Lebensqualität verbessern. Es lassen sich nicht nur grundlegende und wesentliche gesundheitliche Verbesserungen erzielen, sondern auch – was noch wichtiger ist – viele sich anbahnende, unheilvolle Entwicklungen bis hin zu Gesundheitskatastrophen verhindern.

Heute vorbeugen ist besser als morgen bereuen!

Die bereits erwähnte Fasten- oder diätetische Darmreinigungs-Verdauungs-Regenerationskur nach F. X. Mayr ist als Vorbeugungs- und Heilmethode besonders geeignet: Neben der Ertüchtigung der Verdauungsorgane und der inneren Reinigung des Organismus werden auch Ihre naturgegebenen Nahrungsinstinkte aktiviert. Diese können Ihnen als individuelle Ratgeber oder Anzeiger Ihrer Nahrungsbedürfnisse dienen und lassen Sie spüren, was Sie

brauchen und womit Sie sich ernähren sollen. Leider wird diese Voraussetzung für eine optimale Ernährung durch Wertminderung und Veränderung unserer Lebensmittel und auch durch falsche Ernährungslehren beeinträchtigt.

Solche Strategien für ein gesundheitsförderndes individuelles Ernährungsprogramm werden in diesem Buch in vier grundlegenden Schritten, sozusagen in Gestalt eines »Vier-Schritte-Programms«, beschrieben. Dabei beinhaltet jeder Schritt eine größere Bandbreite an Auswahlmöglichkeiten, um den jeweiligen persönlichen Bedürfnissen, soweit vertretbar, gerecht zu werden.

WISSEN

Neue Erkenntnisse aus ärztlicher Sicht

Die Notwendigkeit von klaren Richtlinien, die eine optimale Ernährung nach Reinigungskuren ermöglichen, wird immer dringlicher. In Anbetracht der weitgehend ernährungsbedingten katastrophalen Gesundheitsentwicklung der Wohlstandsbevölkerung sind die Erkenntnisse aus der ärztlichen Sicht der Mayr-Lehre zukunftsweisend. Hier geht es um die Frage, wie eine allgemeine und individuelle gesundheitsfördernde Ernährungsweise beschaffen sein soll, wie sie der Mensch in diesem neuen Jahrtausend unter den Bedingungen in den Industrieländern wirklich benötigt.

Was ist falsch an unserer Ernährung?

Obwohl die Industrieländer über Nahrungsmittel in Hülle und Fülle verfügen, macht uns die moderne Ernährungsweise nicht gesund und schlank, wie es in der Werbung suggeriert wird, sondern krank und dick. Warum ist das so? Was läuft hier falsch?

Massenmedien und Werbung, Nahrungsmittelindustrie und selbst Ernährungslehren und -experten haben sich schon in ganz grundsätzlichen Ernährungsfragen geirrt. Daraus erwuchsen nach meiner Überzeugung für viele Menschen durchaus vermeidbare Probleme. Für mich, aus meiner persönlichen Erfahrung als Mayr-Arzt, entstand mehr und mehr die Notwendigkeit, für meine Patienten eine andere, bessere Dauerkost und langfristig hilfreichere Richtlinien oder Strategien zu finden und zu empfehlen.

Viele Nahrungsmittel sind minderwertig

Neben der wachsenden Umwelt- und Stressbelastung sind auch unsere Nahrungsmittel mehr und mehr wertvermindert. Die Verluste an Vitaminen, Mineralstoffen und Spurenelementen werden zunehmend größer mit dem Ergebnis, dass wir immer häufiger bei unseren Patienten Defizite feststellen und diese durch entsprechende Ergänzungssubstanzen beheben müssen.

Die unbiologische Bearbeitung und Industrialisierung vieler Lebensmittel hat enorm zugenommen. Fertigprodukte, Fastfood-Erzeugnisse, problematische Nahrungszusätze, wertverminderte, gemixte Neuschöpfungen, Industriegetränke und andere unnatürliche Eingriffe in unsere Lebensmittel haben das von F. X. Mayr empfohlene instinkthafte Wählen unserer Nahrungsmittel stark beeinträchtigt.

Wir essen zu viel

Das größte Problem besteht darin, dass wir – oft auch schon bald nach einer Kur und zumeist verleitet durch falsche Ernährungslehren – falsche Dinge essen, und diese schlampig und zu schnell, oder – was keinesfalls besser ist – zwar das Richtige essen, dies aber in zu großen Mengen. Bitte beachten Sie, dass jedes Zuviel an Nahrung genauso schlecht ist wie eine Überdosis eines Medikamentes. Legen Sie nicht nur auf die Auswahl der Nahrung größten Wert, sondern kultivieren Sie gleichermaßen die Einnahme. Dies ist die Voraussetzung für eine gesunde Neuorientierung und eine echte Esskultur.

Der Faktor Verdauung wird vergessen

Bei dieser Entwicklung kommt der Gesundheits- und Ernährungsberatung der Bevölkerung durch offizielle Ernährungsgesellschaften große Bedeutung zu. Aufklärung über ungesunde Nahrungsbeimengungen, Warnung vor Produktverfälschungen und die Erforschung der Nahrungsmittel und ihrer Wirkstoffe sind überaus wichtig. Aber dort, wo sich die Beratung zum Thema »Ernährung und Gesundheit« allein auf die Nahrungsmittel und ihre Inhaltsstoffe beschränkt, ohne einen Bezug zum mitentscheidenden Faktor Verdauung herzustellen, muss ich (Erich Rauch) immer wieder Defizite und falsche Richtlinien feststellen. Die offiziellen Empfehlungen einer reichhaltigen Ernährung mit Kohlenhydraten und eines möglichst geringen Konsums an Fetten für alle Konsumenten lehne ich ab, da sie sich nach meinen langjährigen ärztlichen Erfahrungen besonders bei Übergewichtigen und anderen Risikopatienten kontraproduktiv auswirken.

Wie katastrophal sich falsche Lehren und fehlerhafte Informationen für viele Einzelne und die Allgemeinheit auswirken können, lässt sich aus den nachfolgenden

WISSEN

Ernährung und Gesundheit

Die biologische Einheit von Ernährung und Gesundheit ist kein Produkt purer Nährstoffanalysen und Kalorienzählerei, sondern beruht auf komplexen Vorgängen, die sich aus der Art und Menge der zugeführten Nahrung und den daraus resultierenden Verdauungs- und Stoffwechselantworten ergibt. Erst die Gesamtheit dieser Vorgänge beliefert den Organismus mit Kraft und Energie, und das zusammen baut unsere Gesundheit, Lebenskraft und Vitalität auf.

Ausführungen in aller Deutlichkeit entnehmen.

Da aber Könige und Regierungen leichter gestürzt werden als eingefahrene Essgewohnheiten, geht es mir zunächst darum, Ihnen anhand eindeutig dokumentierter ungünstiger Auswirkungen von falschen Ernährungslehren die Augen zu öffnen. Erst wer Irrtümer erkennt und sie als solche akzeptiert, kann den Weg zu einer künftigen Vermeidung und zu neuen Ufern finden.

Das tödliche Quartett

Es gehört heute schon längst zum wissenschaftlich absolut gesicherten Erkenntnisstand, dass zumindest ein größeres

Übergewicht, insbesondere die Fettsucht, eine deutliche Beeinträchtigung des Gesundheitszustandes darstellt. Es ist keine harmlose Erscheinung, sondern Lebenserwartung und Lebensqualität sind dadurch erheblich eingeschränkt.

Unter den Bezeichnungen »das tödliche Quartett«, »metabolisches Syndrom« oder »Syndrom X« wird das häufig gemeinsame Auftreten von Übergewicht, Bluthochdruck, Diabetes und hohen Blutfettwerten zusammengefasst. Dies sind die wahren »Killer unserer Zeit«.

Unter dem volkswirtschaftlich zunehmenden Druck der millionenfachen schweren, ernährungsbedingten Erkrankungen und unzähliger verfrühter Todesfälle haben in den letzten Jahrzehnten die herrschenden Ernährungslehren in der westlichen Welt über Wissenschaftsgremien, Gesundheitsbehörden und Ernährungsgesellschaften dazu aufgerufen, sich fettarm, eiweißarm und kohlenhydratreich zu ernähren.

Ziel dieser »Ernährungskampagne« war, durch eine gesündere Ernährung der Bevölkerung die Zunahme der Zivilisationsleiden, insbesondere der ernährungsbedingten Erkrankungen wie Fettleibigkeit, Diabetes, Bluthochdruck, Herz-Kreislauf-Schäden oder Gicht, zu stoppen und ihr Auftreten künftig stark zu vermindern. Am konsequentesten und wirksamsten ging man dabei in Amerika vor.

Die Mastkur Amerikas

Vor hundert Jahren war das Phänomen Fettleibigkeit in den USA nahezu unbekannt. Seither hat es sich quasi seuchenartig vermehrt. Ernährungsexperten erklären meist, Fettleibigkeit sei eine Folge der Vererbung. Aber wer soll das vererbt haben, wenn es vor hundert Jahren noch gar nicht vorhanden war? Vererbung und genetische Anlagen scheiden also aus. Übrig bleibt als Ursache des Übergewichts nur eine falsche Ernährung.

Zur »Bekämpfung einer falschen Ernährungsweise« wurde die US-Bevölkerung zum unwissentlichen Teilnehmer eines gewaltigen wissenschaftlichen Experimentes. Sie sollte mit weniger Fett und dafür mehr Kohlenhydraten dünner und gesünder werden – so die Experten. Seither propagieren Ernährungsratgeber und die Werbung in allen Massenmedien diese Botschaft. Die Regale der Supermärkte sind überladen mit fettarmen und kohlenhydratreichen Produkten. Neben süßen Naschwaren sorgen auch Industriegetränke wie Cola und Limonaden für reichlich unbewussten Zuckerkonsum. Und unter dem Motto »Fett macht fett« wurde fast eine Fetthysterie ins Leben gerufen. Amerika isst low-fat, no-fat, fat-free, cholesterol-free – und das in Massen.

WISSEN

Risikofaktor Übergewicht

Übergewicht ist ein Risikofaktor, der mit anderen Risikofaktoren einherzugehen pflegt, was schließlich zu Komplikationen und Katastrophen wie Herzinfarkt, Sekundenherztod, Thromboembolien, Schlaganfall und anderen Auswirkungen führen kann.

Die Kohlenhydrat-Lüge

Als Folge ging der Verzehr von gesättigten Fetten und cholesterinhaltigen Produkten deutlich zurück und der Verbrauch an Kohlenhydraten stieg gewaltig an. Während beispielsweise der Zuckerverbrauch in den USA in der Mitte des 19. Jahrhunderts 3 Kilo pro Person und Jahr betrug, waren es Mitte des 20. Jahrhunderts über 50 Kilo und heute sind es etwa 70 Kilo.

Die amerikanische Fachpresse Nutrition Review berichtet im Juni 2000, dass in Amerika seit 20 Jahren der Fettkonsum sinkt, die Menschen aber dennoch immer dicker werden. Der Anteil der übergewichtigen US-Bürger ist von 40 auf 62 Prozent gestiegen, jeder vierte Amerikaner ist ernstlich fettleibig. Die Bekleidungsindustrie muss immer mehr Übergrößen produzieren, Sitze in Flugzeugen, Kinos und Sportstadien müssen verbreitert werden. Die Portionen in US-Restaurants mussten in den vergangenen 40 Jahren um 40 Prozent (!) vergrößert werden.

Der sehr kritisch gegen die offiziellen Lehren eingestellte Ernährungswissenschaftler Nikolai Worm berichtet von einem internationalen wissenschaftlichen Kongress in Schweden, bei dem es um die Bekämpfung des massenweise auftretenden »tödlichen Quartetts« ging: Bluthochdruck, Übergewicht, Diabetes und Fettstoffvermehrung im Blut. Das Rezept hieß: Abnehmen und Bewegung. Worm fiel auf, dass

> ## WISSEN
> ### Die Amerikaner werden immer dicker
> Obwohl sie weniger Fett und mehr Kohlenhydrate zu sich nehmen, werden die meisten Amerikaner immer dicker. Und die Tendenz steigt von Jahr zu Jahr weiter an. Hochgerechnet sind nach dem derzeitigen Trend im Jahr 2030 einhundert Prozent aller erwachsenen Amerikaner übergewichtig. In Deutschland und den anderen Industrienationen wird dies demnach spätestens 2040 der Fall sein.

einige der US-Kollegen selbst so übergewichtig waren, dass sie sich nur mit größter Mühe auf das Podium hieven konnten! Solche »Abnehm-Experten« dürften keine allzu große Glaubwürdigkeit für ihre Lehren vermitteln.

Die Befolgung der offiziellen Ernährungsrichtlinien führte bei Millionen Menschen zur Kohlenhydratmast. Die Folgen der Kohlenhydrat-Lüge zeigten sich unübersehbar an den geschilderten, teilweise monströsen Auswirkungen.

Derzeit sterben jährlich 300 000 Amerikaner an den Folgen ihrer Fettleibigkeit. Dadurch gehen der Wirtschaft pro Jahr 120 Milliarden Euro verloren.

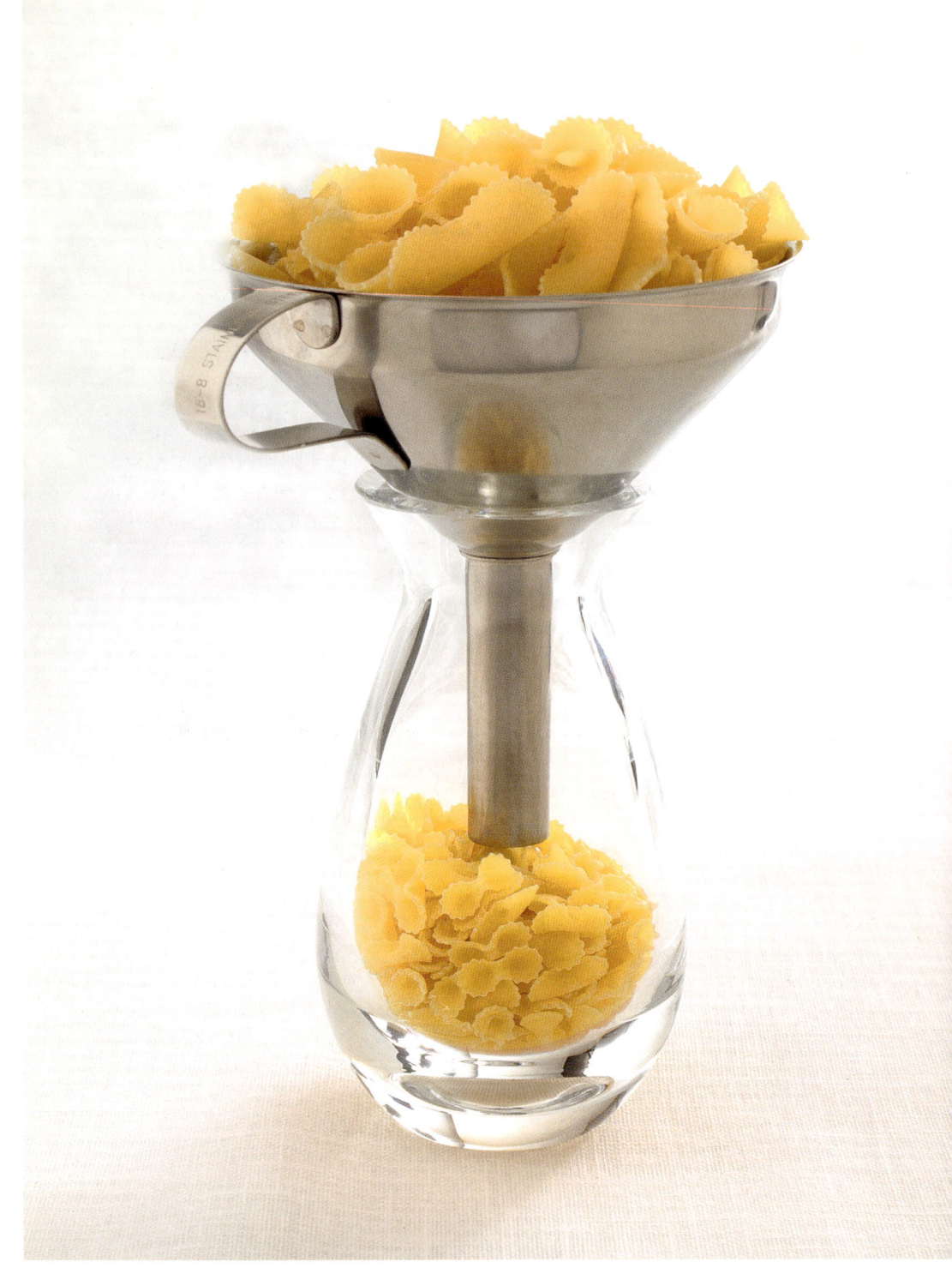

Fett macht nicht fett, sondern fit

Bei den offiziellen Ernährungsrichtlinien des amerikanischen Experiments wurde nicht berücksichtigt, dass es günstige und ungünstige Fette gibt. Man hat die Fette insgesamt in Bausch und Bogen verdammt. Unbewiesene Ängste wurden geschürt und den Verbrauchern eine Fett- und Cholesterinpanik eingeimpft und das katastrophale, falsche Schlagwort »Fett macht fett« weltweit verbreitet.

wichtig

Tatsächlich verhilft vernünftige Fettanwendung in den Speisen zur schnelleren Sättigung. Sie essen weniger, das Essen schmeckt Ihnen besser, es befriedigt mehr und die Sättigung hält länger an. Richtig dosierte günstige Fette machen nicht fett, sondern fit.

Ferner zogen die amerikanischen Ernährungsexperten nicht in Betracht, dass es günstige und ungünstige Kohlenhydrate gibt. Die ungünstigen, in größeren Mengen verzehrt, machen viele Menschen dick. Sie führen zur Kohlenhydratmast, zu Zivilisationsleiden, Bluthochdruck und anderen Risikofaktoren. Auch die Tatsache, dass ungünstige Kohlenhydrate verhältnismäßig wenig sättigen und schnell neues Essverlangen bis zum Heißhunger hervorrufen, wurde nicht berücksichtigt.

Bedenken Sie bitte zuletzt noch: Vieh mästet man mit Unmengen von fettarmen Getreide, also einem typischen Kohlenhydrat. Und Menschen werden ebenso gemästet, indem man ihnen Unmengen fettarmes Getreide in Form von Teigwaren, Kartoffeln, Zucker und Weißmehl zuführt. So ist es kein Wunder, dass auch in den USA immer mehr kompetente Stimmen laut werden, die sich gegen den Unsinn der offiziellen Ernährungstheorie zur Wehr setzen. So erklärt einer der führenden amerikanischen Medizinwissenschaftler, Barry Sears: »Die Empfehlungen der amerikanischen Gesundheitsbehörden und vieler Ernährungswissenschaftler und Mediziner, möglichst fettarm und kohlenhydratreich zu leben, sind vollkommen falsch!«

WISSEN

Übergewicht in Deutschland

Laut Statistik vom Juli 2002 sind 67 Prozent der Männer und 50 Prozent der Frauen in Deutschland übergewichtig. Schon jede 6. Frau und jeder 7. Mann leidet an Fettsucht. Ein Viertel aller Schulkinder ist bereits wesentlich zu dick. Und diese Tendenz ist bei Kindern und Jugendlichen fortlaufend steigend. Diese Entwicklung grassiert bereits in allen Industrieländern. Laut WHO leben derzeit zum ersten Mal in der Geschichte der Menschheit ebenso viel zu dicke wie unternährte Menschen auf der Welt. Neben einer Milliarde Übergewichtigen leiden eine Milliarde Hunger.

Leider stellen wir auch in Europa diesen Trend inzwischen fest; auch hier werden von offizieller Seite »viele Kohlenhydrate und möglichst wenig Fett und Eiweißkost« empfohlen. So hat sich hier die Häufigkeit von Übergewicht und krankhafter Fettsucht im letzten Jahrzehnt verdoppelt.

Wodurch entsteht Übergewicht?

Übergewicht und Fettsucht sind zwar nicht vererbbar, können aber bereits im Mutterleib angelegt werden. Wenn sich eine Schwangere konsequent mit größeren Mengen an ungünstigen Kohlenhydraten ernährt, werden auch die insulinproduzierenden Zellen des Embryos übermäßig stimuliert und überfordert. Sie können wuchern und führen dann schon beim Kleinkind zur Wohlstands-Kohlenhydratmast, zu Übergewicht, Fresssucht, Müdigkeit und anderen Symptomen. Das Gleiche kann sich bei Jugendlichen und Erwachsenen entwickeln. Wer schon als Kind mit Süßigkeiten verwöhnt wird, wird auch als Erwachsener oft danach greifen. So entsteht der sogenannte Altersdiabetes (Diabetes Typ II), der früher nur bei betagten Menschen festzustellen war. Heute tritt er oft schon bei Jugendlichen auf. Andere Erkrankungen des Alters, wie Arterienverkalkung oder manche Herzleiden, werden heute immer häufiger auch bei Jugendlichen diagnostiziert. Hier drängt sich der Zusammenhang mit der Kohlenhydrat-Lüge förmlich auf.

In den USA stieg die Anzahl der Herzleiden von 1979 bis 1996 von 1,2 auf 5,4 Millionen Menschen. Auch hier weisen die engen Beziehungen zwischen starker Gewichtszunahme und Herzleiden auf die zumindest mitverantwortliche Wohlstandsfehlernährung hin.

Besser steht es noch in den mediterranen Ländern, wo viel mehr ungesättigte Öle und günstige Kohlenhydrate wie Obst und Gemüse verzehrt werden. Die Franzosen essen etwa 30 Prozent mehr Fett als die Amerikaner. Sie weisen (nach den Japanern) die geringste Sterblichkeitsrate infolge Herzerkrankungen auf. Auch daraus lassen sich klare Rückschlüsse ziehen!

wichtig

Wenn Sie bisher eine sehr kohlenhydratreiche Kost, besonders mit Weißmehlprodukten, verzehren und sehr fettarm leben und Sie dennoch mit Gewichtsproblemen, vielleicht auch Heißhunger und Müdigkeit, zu kämpfen haben und sehr leicht zunehmen, sind das typische Folgen der Kohlenhydrat-Lüge.

Leider vermitteln heutzutage noch immer zahlreiche Gesundheitsmagazine, Illustrierte, Ratgeber und Ernährungsberater die alte falsche Botschaft. In einem Magazin für Lebensmittelqualität und Gesundheit heißt es völlig undifferenziert: »Wer richtig abnehmen möchte, sollte sich daher von Getreideprodukten wie Brot, Reis und Kartoffeln und viel Gemüse und Obst ernähren.« Nach den Worten des in Deutschland prominenten »Abspeckexperten« Prof. Volker Pudel darf man Kohlenhydrate sogar ohne Beschränkung essen, denn: »Kalorien in Brot, Kartoffeln, Äpfeln und Gummibärchen machen nicht dick.« In tiefer Ehrfurcht folgt die ganze Gemeinde von Ernährungsberatern dieser Doktrin. Aber es gibt auf der ganzen Welt keine Untersuchung, die belegt, dass man damit gesünder oder langfristig schlanker wird oder dass man damit länger lebt oder Krankheiten zurückdrängt.

Was sollte sich ändern?

Nachdem nun klar ist, warum unsere übliche Ernährung ungesund ist, stellt sich die Frage, welche Ernährungsweise die Gesundheit wiederherstellt und erhält. Dazu schauen wir uns im nächsten Kapitel die 3 Grundnährstoffe – Kohlenhydrate, Proteine (Eiweiß) und Fett – sowie als vierten Schritt die Ur-Lebensmittel (Sauerstoff und Wasser) und Mikronährstoffe genauer an. Denn zur gesunden Ernährung gehören:

1. Günstige Kohlenhydrate, die den Insulinspiegel nur geringfügig anheben.
2. Die individuell richtige Menge an Proteinen.
3. Wertvolle pflanzliche Öle, wie kalt gepresstes Olivenöl.
4. Ur-Lebensmittel und Mikronährstoffe.

Dabei kommt vieles zur Sprache, was aufgrund der unterschiedlichen Bedürfnisse und Gewohnheiten des Einzelnen nicht für alle gleichermaßen wichtig ist. Dennoch ist die nachfolgende Darstellung der größeren Zusammenhänge aus ärztlicher Erfahrung unverzichtbar, weil nur so der Stellenwert der möglicherweise zu ändernden Details klar erkannt wird. Zudem wird Ihnen dadurch eine ausreichende Motivation für allenfalls notwendige Konsequenzen vermittelt.

Wir sind überzeugt, dass die Vermeidung bisheriger Fehler und die konsequente Beachtung der wichtigen Anregungen aus dem nachfolgenden Vier-Schritte-Programm in Form eines individuellen Ernährungsplanes Ihren Gesundheitszustand günstig bis sehr günstig beeinflussen und ihn grundlegend, oft sogar auf beglückende Weise überzeugend verbessern können.

Ganz allgemein gilt: Diagnostik und Therapie nach Dr. F. X. Mayr sind als Basis echter Ernährungsmedizin zu verstehen und im Bedarfsfall in Anspruch zu nehmen. Ansonsten gilt es, die Chancen des Vier-Schritte-Programms auf individuelle Weise im Rahmen der vorgegebenen Bandbreite möglichst gut zu nutzen. Bei Unklarheiten, Problemen oder Erkrankungsprozessen sollte der allein dafür zuständige Arzt, am besten ein Mayr-Arzt, konsultiert werden.

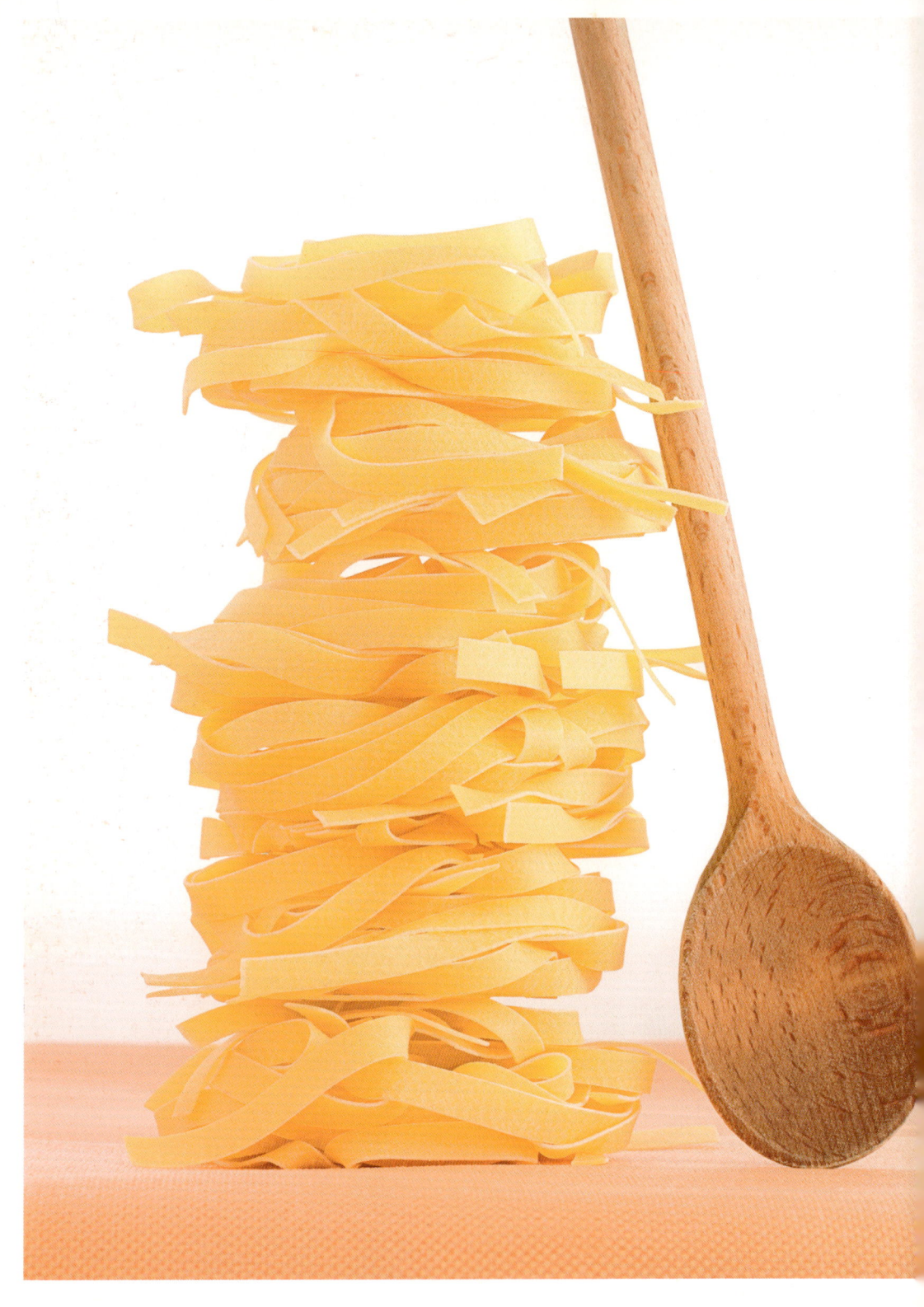

Gesunde Ernährung – die Vier-Schritte-Kost

Generell viele Kohlenhydrate und wenig Fett zu essen ist nicht der richtige Weg. Es gibt günstige und ungünstige Kohlenhydrate und genauso »gute« und »schlechte« Fette. Und auch die Proteine spielen eine wichtige Rolle. Welche und wie viel dieser Nährstoffe sind also empfehlenswert?

1. Schritt: Kohlenhydrate richtig auswählen und dosieren

Viele Ernährungsempfehlungen raten dazu, reichlich Kohlenhydrate zu verzehren, um abzunehmen. Warum das nicht funktionieren kann, erläutert dieses Kapitel. Hier erfahren Sie auch, welche Kohlenhydrate tatsächlich günstig und welche ungünstig sind und warum das so ist.

Kohlenhydrate sind Verbindungen von Kohlen-, Wasser- und Sauerstoff. Sie befinden sich in pflanzlichen und tierischen Produkten. Getreide, Brot, Gebäck, Teigwaren, pflanzliche und tierische Stärke, weißer und brauner Zucker, Kartoffeln und alle Obst- und Gemüsesorten bestehen zum Großteil oder vollständig aus Kohlenhydraten. Diese werden im Verdauungstrakt zu Einfachzucker abgebaut. Einfachzucker sind Glukose (Traubenzucker), Fructose (Fruchtzucker) und Galaktose (Milchzucker). Die beiden Letzteren werden in der Leber zu Glukose umgewandelt. Glukose ist ein wichtiger Brennstoff, der im Körper der Energieproduktion dient. Wir benötigen daher alle in unserer täglichen Kost eine bestimmte Menge an Kohlenhydraten zur Glukosezuführung.

Was geschieht mit den Glukoseüberschüssen?

Das Verdauungshormon Insulin baut alle Glukoseüberschüsse im Blut ab, indem es alle Bedarfszellen mit Glukose beliefert. Vor allem die Muskulatur und das Gehirn benötigen eine ständige Versorgung mit diesem Brennstoff. Das Gehirn ist ein besonders starker »Glukosefresser«. Schon ein geringer Glukosemangel im Gehirn kann eine Art »Kopfleere« hervorrufen.

wichtig

Insulin ist also auch ein Speicherhormon. Es wird durch überreichlichen Konsum an Kohlenhydraten, also durch die sogenannte Kohlenhydratmast, in viel zu hoher und daher in schädlicher, überschießender Dosierung produziert. Diese Überproduktion führt zu Fettbildung und Gewebeverschlackung.

Glukose wird gespeichert und als Speicherzucker (Glykogen) in Leber und Muskulatur deponiert. Wenn diese Speicher schon gefüllt sind und durch weitere Zufuhr von Kohlenhydraten der Zustrom an Glukose ins Blut anhält, dann sorgt das

Hormon Insulin für die Aufrechterhaltung des normalen Blutzuckerspiegels, indem es die Glukoseüberschüsse zur Speicherung und Umwandlung in Fett und Fettgewebe »entsorgt«.

Glykämischer Index und glykämische Last

Es ist nicht gleichgültig, welche Kohlenhydrate wir essen. Welche günstig und welche ungünstig sind, das verrät der glykämische Index (abgekürzt Glyx). Dieser zeigt den Grad der Erhöhung des Blutzuckers nach dem Genuss eines Kohlenhydrats auf. Günstige Kohlenhydrate erhöhen den Blutzucker nur langsam und wenig. Ungünstige steigern ihn rasch und stark.

Zur Ermittlung des Glyx wird der Blutzuckeranstieg nach Verzehr von 50 g Glukose gemessen und willkürlich als Maß 100

festgelegt. Damit lässt sich der Grad des Blutzuckeranstiegs nach Einnahme anderer Nahrungsmittel mit ebenfalls 50 g Kohlenhydratgehalt prozentual vergleichen.

- Ein niedriger Glyx weist auf einen langsamen und niedrigen Blutzuckeranstieg hin. Dies geht von Glyx 1 bis Glyx 54. Diese Werte weisen die günstigen Kohlenhydrate auf.
- Ein hoher Glyx bedeutet dagegen einen schnellen bis hohen Anstieg des Blutzuckers. Je höher der Glyx ist, desto stärker muss eine Insulinausschüttung erfol-

▼ Günstige Kohlenhydrate weisen einen niedrigen Glyx auf, weil der Blutzucker nur langsam und nicht zu hoch steigt.

▼ Ungünstige Kohlenhydrate weisen einen hohen Glyx auf, weil der Blutzucker schnell und hoch steigt.

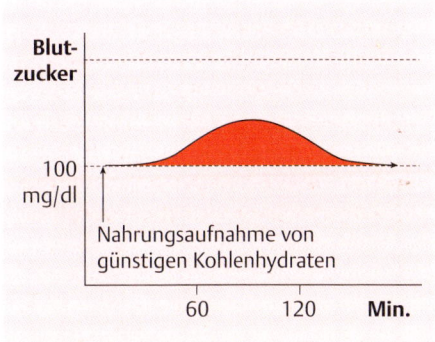

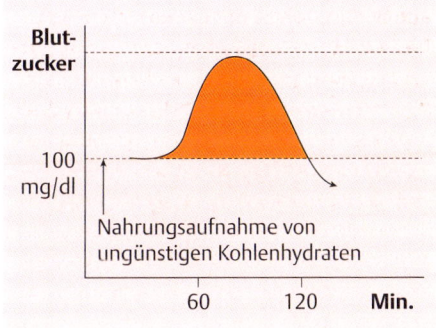

gen, um den Blutzuckerspiegel wieder zu senken. Ein hoher Glyx hat die Werte von 71 bis 100. Diese weisen die ungünstigsten Kohlenhydrate auf.

- Ein mittlerer Glyx liegt zwischen 55 und 70. Er weist auf mäßig günstige Kohlenhydrate hin.

Die glykämische Last berechnen

Der glykämische Index ist als Bewertung für die tägliche Ernährung allerdings nur eingeschränkt geeignet, da er sich ja auf 50 g Kohlenhydrate bezieht und nicht auf 50 g des Lebensmittels. Um 50 g Kohlenhydrate über Karotten einzunehmen, müsste man beispielsweise 1,6 kg Karotten essen, also eine völlig unrealistische Menge. Praktikabler ist da der Wert der glykämischen Last, der sich auf 100 g des Lebensmittels bezieht und folgendermaßen berechnet wird: Da der glykämische Index ein Prozentangabe ist, muss man ihn zunächst durch 100 teilen. Dann mit der Menge an Kohlenhydraten, die sich in 100 g des Lebensmittels befinden, multiplizieren, also: glykämische Last =

$$\frac{\text{glykämischer Index}}{100} \times (\text{g Kohlenhydrate in } 100 \text{ g Lebensmittel})$$

Beispiel Karotten (glykämischer Index = 47, 100 g Karotten enthalten 4,8 g Kohlenhydrate):

$$47/100 \times 4{,}8 = 2{,}3$$

Die glykämische Last für 100 g Karotten beträgt also 2,3.

Die glykämische Last für 100 g gebackene Kartoffeln beträgt 15,3 und die für 100 g Weißbrot 33,6. Auch bei der glykämischen Last gilt also, je höher der Wert, desto ungünstiger sind die Kohlenhydrate.

In der folgenden Tabelle finden Sie sowohl den glykämischen Index als auch die glykämische Last gängiger Lebensmittel.

bis 35.

Glykämischer Index und glykämische Last (modifiziert nach Worm).

Lebensmittel	glykämischer Index (Glyx)	glykämische Last von 100 g des Lebensmittels
Getreideprodukte		
Hirse	71	17
Kuskus	65	15
Haferflocken	42	32
Cornflakes	84	72
Reiswaffeln	82	66
Weizenflocken	69	57

Lebensmittel	glykämischer Index (Glyx)	glykämische Last von 100 g des Lebensmittels
Mais-Chips	73	46
Buchweizen	54	11
Weizen-Salzstangen	67	41
Reis und Nudeln, gekocht		
Naturreis	55	12
Langkornreis	56	15
weißer Reis, geschält	64	23
Basmati-Reis	60	15
Arborio-Reis	69	24
parboiled Reis	47	11
Spaghetti al dente	38	11
Makkaroni	47	13
Linguine	46	12
Kartoffelprodukte		
gekochte Kartoffeln	75	11
gebackene Kartoffeln	85	15
Kartoffelchips	54	23
Pommes frites	75	15
Brot		
Baguette	95	49
Weißbrot	70	34
Weizenvollkornbrot	71	32
Roggenvollkornbrot	58	32
Roggenknäckebrot	65	53
Weizentortillas	30	16
Pumpernickel	50	21
Gemüse		
Pastinaken	97	19
Karotten	47	2
Mais, frisch	54	12
Kürbis	74	4

Lebensmittel	glykämischer Index (Glyx)	glykämische Last von 100 g des Lebensmittels
Rote Bete	64	6
Süßkartoffeln	61	11
Yam-Wurzeln	51	11
Hülsenfrüchte		
Erbsen	48	4
Linsen	29	3
grüne Bohnen	38	8
Sojabohnen	18	1
Kidney-Bohnen	28	5
Sojadrink	44	8
Milchprodukte		
Vollmilch	27	1
Joghurt	33	6
Magermilch	32	1
Milchspeiseeis	61	14
Süßes		
Würfelzucker	68	68
Laktose (Milchzucker)	46	46
Honig	55	39
Fruchtbonbons	70	68
Snickers	55	32
Twix	44	28
Nugat	32	13
Nutella	33	19
Fructose (Fruchtzucker)	19	19
Vollmilchschokolade	43	24

Die Werte können variieren

Die Werte für den glykämischen Index und die glykämische Last können in unterschiedlichen Quellen durchaus variieren. Der Glukosegehalt von Obst schwankt beispielsweise je nach Reifegrad und Jahreszeit, und entsprechend differieren die

Werte. Auch die Herstellung und Zubereitungsart spielen eine Rolle. Dabei kommt es u.a. auf den Fettgehalt an. Die fettreichere Herstellung bewirkt meist eine verlangsamte Resorption der Glukoseanteile und somit niedrigere Werte für den glykämischen Index und die glykämische Last. Die Kombination der Speisen in einer Mahlzeit mit Eiweiß und Fett kann ebenso zu einer Resorptionsverzögerung der Kohlenhydrate führen. Die Folge davon ist eine geringere, das heißt also günstigere und langsamere Insulinproduktion.

Hier sehen Sie den Beweis dafür, wie falsch die offiziell propagierte und von der Nahrungsmittelindustrie gehorsam befolgte Herstellung möglichst fettarmer Kohlenhydratprodukte ist, die mitunter genau das Gegenteil des Erwünschten bewirken kann. Die Produkte führen durch den hohen Glyx zu vermehrter Insulinproduktion und damit zu Übergewicht und anderen Risikofaktoren.

wichtig

Glykämischer Index und glykämische Last sind wichtige Anhaltspunkte und unersetzlich für die generelle Beurteilung der Kohlenhydratwirkung. Dennoch sind keine absoluten Aussagen aufgrund dieser Werte möglich, da die Kohlenhydrataufnahme von mehreren Faktoren (z.B. Fett- und Proteingehalt der Mahlzeit) abhängt und außerdem auch von Person zu Person unterschiedlich sein kann.

Je niedriger der Glyx, desto besser

Obwohl die eben genannten Einschränkungen gelten, sind die Glyx-Werte (und genauso die glykämische Last) eine hilfreiche Einteilungsmöglichkeit, um die Kohlenhydrate in günstige, mittlere und ungünstige einzugruppieren. Besonders Personen mit (Neigung zu) Übergewicht und anderen Risikofaktoren sowie viele Angehörige der Blutgruppen Null und B (siehe S. 86) sollen am besten alle Hoch-Glyx-Produkte völlig und die Mittelwertigen möglichst weitgehend meiden. Greifen Sie stattdessen generell eher zu Kohlenhydraten mit niedrigen Glyx-Werten, soweit sie Ihren individuellen Bedürfnissen entsprechen.

Personen mit stärkerem Übergewicht und solche, die sehr schwer abnehmen, sollten eine F. X.-Mayr-Kur durchführen oder die ersten 3–4 Wochen nur Kohlenhydrate unter dem Glyx-Wert 35 zu sich nehmen. Betrachten Sie dies nicht als »Opfergang« mit viel Selbstmitleid, sondern freuen Sie sich auf einen gar nicht so schwierigen Weg, der zu echter Verbesserung von Gewicht, Gesundheit und Aussehen führt. Dabei wird die tiefere Ursache Ihrer Probleme, insbesondere die übersteigerte Insulinproduktion, der sogenannte Hyperinsulinismus, behandelt. Dies ist eine dauernde Heilungschance! Je niedriger der Glyx, desto besser; desto rascher kommen die überreizten Inselzellen aus ihrer Tendenz zu unkontrolliert ausufernder Insulinproduktion heraus.

FALLBEISPIEL

Der schnelle Weg ist nicht immer der richtige

Kaufmann, 38 Jahre, ist schon als Kind übergewichtig. Deshalb und wegen seiner Unsportlichkeit wird er in der Schule oft verspottet. Sein Verlangen nach Süßem ist sehr groß, aber schon 1–2 Stunden nach dem Essen überfällt ihn eine Heißhungerattacke, die ihn zum Weiterfuttern zwingt und ein Karussell weiterer Essrunden auslöst. Er besucht die Weight-Watchers, führt Crash-Kuren durch, nimmt Abmagerungspillen ein – alles ohne Dauererfolg.

Nach einer 9-wöchigen ambulanten Mayr-Kur fühlte er sich erstmals echt verbessert, begann aber nach wenigen Monaten wieder rasch zuzunehmen.

Nach der 2. Mayr-Kur wird ihm die in der Zwischenzeit erprobte Vier-Stufen-Kost empfohlen mit Kohlenhydraterlaubnis bis Glyx 35 und einem täglichen flotten Marsch von 30 Minuten, ausnahmslos, bei jeder Witterung.

Bei der Kontrolle nach einem Monat hat er weiter abgenommen. Heißhungerattacken sind ausgeblieben. Der erlaubte Glyx wird auf 50 – langfristig – erhöht. Nach einem Jahr hat er insgesamt 16 kg abgenommen, sieht jünger und sportlicher aus und fühlt sich rundum erneuert. Er wiederholt darauf die Mayr-Kur und bleibt danach freiwillig vornehmlich bei Glyx 50. Es geht ihm nichts dabei ab, er sagt: »Alles ist Einstellungssache, so fällt es mir leicht, und ich habe eine neue Lebensqualität gewonnen!«

Günstige Kohlenhydrate

Günstige Kohlenhydrate weisen einen niedrigen Glyx bis höchstens 54 auf. Dazu gehören Salate und die meisten Gemüsesorten, wie Lauch, Kohl, Brokkoli, Gurken, Erbsen, Linsen, Zwiebeln, Knoblauch, Spinat, Endivie, Bambussprossen, Sauer- und Rotkraut, Fenchel, Pilze, Paprika, Sellerie, Radieschen, Spargel, Mangold, Auberginen, Artischocken, Oliven, Avocado, Zucchini, Tomaten, Sojabohnen, Kichererbsen, Kräuter und Gewürze, rohe Karotten, Petersilienwurzel.

Zu den günstigen Obstsorten zählen alle, die keinen zu hohen Zuckeranteil haben, also Äpfel, Aprikosen, Beerenfrüchte, Trauben, Kirschen, Pflaumen, Pfirsiche, Orangen und alle, die nicht den Glyx 54 übersteigen.

Die zu den günstigen Kohlenhydraten gehörenden Gemüse- und Obstarten üben mit ihren zahlreichen Ballaststoffen einen ausgeprägten cholesterinsenkenden Effekt aus, insbesondere auf das ungünstige LDL-Cholesterin.

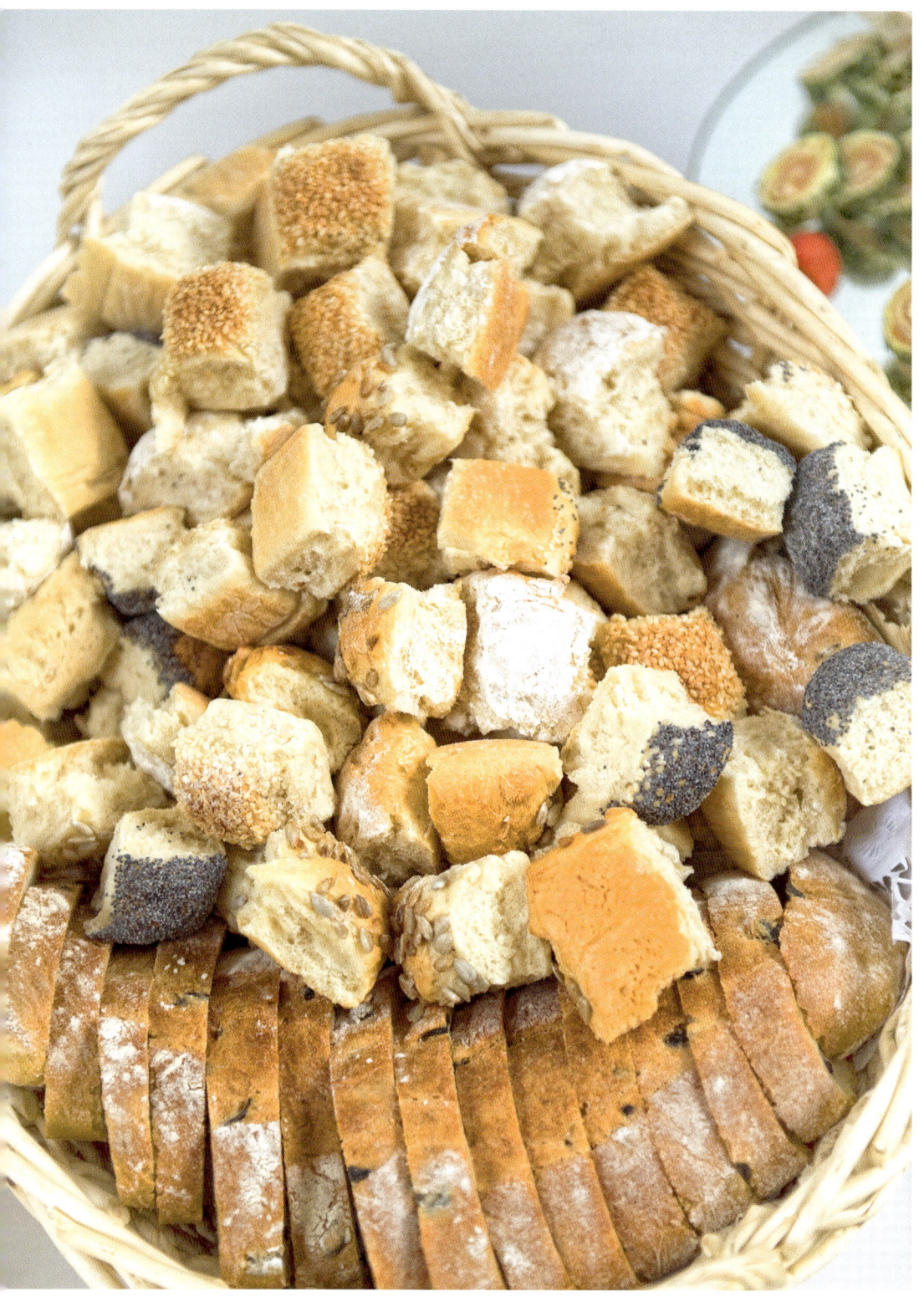

WISSEN

Nicht erlaubte Obst- und Gemüsesorten

Einen höheren Glyx und daher in dieser Gruppe nicht erlaubt sind: Kartoffeln (je nach Zubereitung 65–100), Kürbis (75), Melonen (75–80), alle Industriegetränke (auch ohne Zucker), Obstsäfte pur, Rosinen, Papaya (alle zwischen 65–80), Banane (60–80), Mango (80), gekochte Karotten (bis 85), Sportgetränke (95).

WISSEN

Kohlenhydrate mit mittleren Glyx-Werten (55–70)

Langkornreis(56), Grieß (61), Vollkornmehl (55), Pellkartoffeln (65), Mais (54–68), Mischbrot (65), Rüben (65), Milchreis, ungeschälter Reis (55), Weizenvollkornbrot (71), Rote Bete (64), Tortellini, Kiwi, Ananas sind meist mittelwertige Kohlenhydrate. Ihr Glyx beträgt zwischen 55 und 70 Prozentpunkte.

Auch Milchprodukte wie Joghurt, Sahne oder Käse gehören zu den günstigen Lebensmitteln, ebenso wie einige Getreidearten wie Gerste (25), Quinoa (35), Roggen (34), parboiled Reis (47). Bei ihnen hängt aber der Glyx entscheidend von der Art der Zubereitung ab. Die meisten anderen Getreidearten tendieren zu einem mittleren bis hohen Glyx.

Produkte aus Hartweizengrieß, Spiralnudeln (43), Vollkornspaghetti (41), auch Hülsenfrüchte, Nüsse und Bitterschokolade mit hohem Kakaoanteil (70%) zeigen einen niedrigen Glyx. Die üblichen Spaghetti und selbst gemachte Teigwaren aus hellem Weizen haben einen ungünstigen Glyx.

Ungünstige Kohlenhydrate

Sie weisen Indexwerte zwischen 71 bis 105 auf. Nach ihrem Konsum kommt es zu hohem und anhaltenden Blutzuckeranstieg. Diese Hyperglykämie führt zu ein- oder mehrmaliger hoher Insulinausschüttung. Dabei hängt es nicht nur von dem jeweiligen Lebensmittel ab, sondern auch von der Zubereitungsart. Je mehr gekocht, gebacken, erschlossen, industriell auf- oder verarbeitet, je mehr Zusatz-, Farb-,

Aroma- und Konservierungsstoffe, desto höher wird der Glyx.

- Gekochte Karotten haben einen wesentlich höheren Glyx als rohe, weil die Karottenstärke beim Kochen gelatiniert und dadurch im Verdauungstrakt schneller aufgespalten und aufgenommen werden kann.
- Auch Kartoffeln haben unterschiedliche Werte, je nachdem, wie sie zubereitet

werden: Pellkartoffeln (mit Schale in Wasser gekocht) haben den niedrigsten Wert; wenn sie vor dem Kochen geschält werden, steigt er etwas; bei Kartoffelpüree liegt er schon bei 90 und bei Kartoffeln aus der Mikrowelle sogar bei 100.

- Popcorn je nach Herstellung (und Index) von 55–100.
- Fettreiche Eiscreme hat einen Glyx bis 65, fettarme 80 (die Beimengung von Fett verzögert die Aufnahme ins Blut,

▼ Gasbäuche und Haltungsformen:

1 normaler Bauch und normale Haltung beim Mann.

2 normaler Bauch und normale Haltung bei der Frau.

3 beginnender Gasbauch und Hab-Acht-Haltung.

4 eiförmiger Gasbauch und beginnende Großtrommelträgerhaltung.

5 kugelförmiger Gasbauch und Großtrommelträgerhaltung.

weshalb die fettreiche Eiscreme einen besseren Glyx aufweist).

- Vollkornmehl besitzt durch seinen Gehalt an Fett und Ballaststoffen einen relativ guten Index von 55, während Auszugsmehle in Weiß-, Grau- und Schwarzbrot den Glyx bis auf 90 ansteigen lassen, bei sehr weißem Gebäck (Brötchen, Hamburger) sogar bis 95.
- Tomatenketchup hat viele ungünstige Zutaten: Zucker (= ungünstiger hoher Glyx), Speisesalz (nie günstig), modifizierte Stärke (Glyx 95), Säureessig (ungünstig säuernd), Konservierungsmittel (erhöhen meist den Glyx, daher ungünstig). Ketchup sollte man also meiden und stattdessen zum Würzen lieber Kräuter(-pesto) oder Ähnliches verwenden.
- Besondere Vorsicht ist bei allen industriell hergestellten Fertigprodukten anzuraten. Der Glyx ist durch Haltbarmachung, Raffinierungsprozesse und

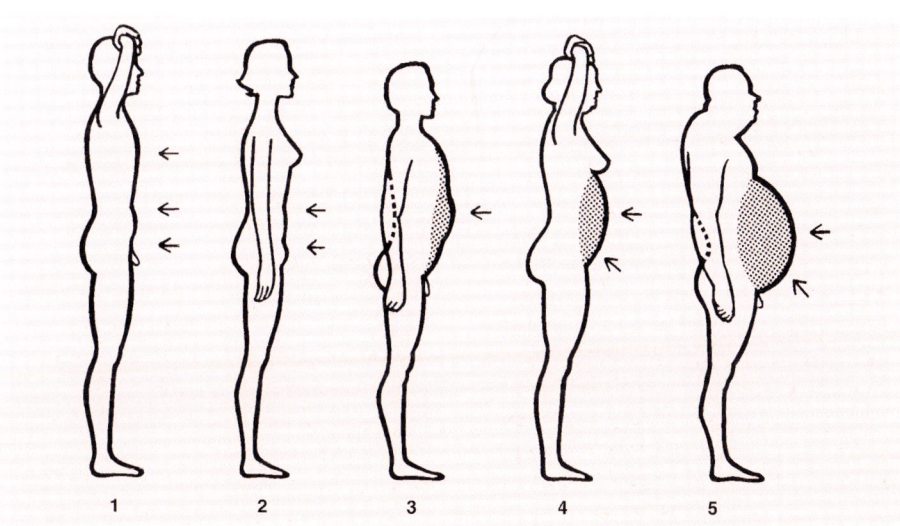

1   2   3   4   5

Zusatzstoffe wesentlich höher als bei den Ausgangsprodukten.

Getränke

Zu den ungünstigen Kohlenhydraten zählen auch alkoholische Getränke. Wie überall hängen die Auswirkungen von der genossenen Menge, Konzentration und Herstellung ab. Alkohol ist eine Zuckerart. Bier, besonders Malzbier, aber auch zuckerhaltige Sportgetränke, Limonaden, Cola oder Fruchtsäfte überschwemmen das Blut mit Glukose und fördern durch Gärungsprozesse im Darm die Bildung eines im Oberbauch aufgetriebenen Bauches, den sogenannten Gasbauch (nach F. X. Mayr), auch bekannt als Bierbauch.

Diese abnormen Bäuche treten auch bei ansonst schlanken Personen auf. Sie werden zwar durch zu viele ungünstige Kohlenhydrate nicht so schnell dick, dafür geraten sie aber häufig durch die sauren Gärungsprozesse in eine Säurebelastung des Organismus. Es können Verdauungsprobleme mit Blähungen, Völlegefühl und/ oder Sodbrennen auftreten, ebenso mit der Zeit Gelenk-, Herz-, Wirbelsäulenbeschwerden oder anderes mehr.

Warum ist zu viel Zucker ungesund?

Im Vordergrund der ungünstigen Kohlenhydrate steht der Zucker. Werbung und Medien suggerieren uns – und leider auch den Kindern und Jugendlichen –, dass Zuckergenuss nicht schadet – frei nach dem Motto: »Zucker sparen ganz verkehrt – Zucker ist gesund und nährt!«

Industriezucker wird aus Zuckerrohr und Zuckerrübe durch Extraktion von seinen vitamin- und mineralstoffreichen Begleitstoffen gewonnen. Nach dem Konsum reißt dieser gierig die im Körper vorhandenen, ihm ursprünglich entzogenen Begleitstoffe wie Kalzium, Magnesium, Kalium und Eisen an sich, sodass sie der Verfügbarkeit des Organismus verloren gehen. Der Körper verarmt dadurch an diesen Substanzen.

Auch von einem »Nimm-zwei«-Produkt kann man nicht beliebig viel zu sich nehmen, ohne sich auf Dauer zu schaden. Die ständige, oft alltägliche Überfütterung mit Süßwaren kann zu Karies, Parodontose, Gastritis, giftigen Gärungsprozessen bis hin zur Entstehung des Hyperinsulinismus (Überproduktion von Insulin) mit seinen vielen Folgen führen.

wichtig

Wie auf den Zigarettenpackungen sollte auf solchen Produkten der Vermerk zu lesen sein: »Dieses Produkt kann Ihrer Gesundheit schaden!« Dazu wird es jedoch noch einiger Prozesse in den USA bedürfen.

WISSEN

Light-Produkte: die gelungene Konsumententäuschung

Große Mode sind derzeit Light-Getränke und andere Light-Produkte, weil die verarbeiteten Süßstoffe kalorienfrei sind. Lassen Sie sich davon nicht täuschen: Der künstliche Süßstoff versetzt der Bauchspeicheldrüse einen Süßimpuls, der eine starke Insulinausschüttung provoziert. Dieser wieder steigert den Appetit, oft bis zum Heißhunger, was dann mit neuerlicher Kalorienzufuhr einhergeht. Die vermeintliche Kalorienersparnis wird letztlich eine vermehrte Kalorienaufnahme zur Folge haben. Die Tatsache, dass heute künstliche Süßstoffe erfolgreich zur Schweinemast verwendet werden, bestätigt diese Zusammenhänge.

Einen ungünstigen, aber nicht den gleichen Glyx wie Glukose (100) weist der handelsübliche Fabrikzucker (Rohrzucker) auf. Er besteht nämlich aus Glukose und Fructose (Fruchtzucker). Dieser weist den bescheidenen Glyx von 19 auf, da er in der Leber erst in Glukose umgewandelt werden muss. Dies erfolgt sehr langsam, sodass Fruchtzucker für sich allein keinen wesentlichen Blutzuckeranstieg bewirkt. Dennoch ist der Fabrikzucker insgesamt der Hauptverursacher einer Überproduktion an Insulin! Er ist ein großer Vitamin-B- und Mineralstoff-Räuber und sollte zumindest weitgehend gemieden werden.

Wenn Sie Ihre Speisen unbedingt süßen müssen, verwenden Sie (als Notlösung) frisches süßes Obst, wenig Fruchtzucker oder essen Sie ungeschwefeltes, eingeweichtes Trockenobst dazu, beispielsweise Aprikosen.

Alle ungünstigen Kohlenhydrate provozieren übermäßige Insulinausschüttungen. Das Speicherhormon Insulin ist der Hauptverursacher von Fettspeicherung, unerwünschter Gewichtszunahme und Übergewicht mit allen gesundheitlichen und kosmetischen Nachteilen. Dazu gehören die Neigung zu Risikofaktoren wie Bluthochdruck, Verkalkung und Verengung der Herzkranzgefäße, erhöhte Blutfettwerte, Diabetes, Insulinresistenz, Hyperinsulinismus, metabolisches Syndrom und andere Erkrankungen.

Anders essen – besser leben

Wir möchten an dieser Stelle ganz besonders auf die Auswirkungen eines zu hohen Konsums an ungünstigen Kohlenhydraten und auf die Möglichkeiten der Vorbeugung und der Therapie hinweisen. Wer zur Gewichtszunahme neigt und eventuell auch zu den angeführten Risikofaktoren, sollte seine Ernährungsweise umstellen und in

Zukunft die ungünstigen Kohlenhydrate ganz besonders sparsam genießen.

Dazu sei angemerkt: Unsere von Natur her gegebene Geschmacksrichtung ist nicht auf süß und Süßes angelegt, sondern durch oft schon frühkindliche Fehlernährung und Fehlprogrammierung degeneriert. Auch seitens der Werbung wird unsere Geschmacksrichtung nach »süß« fehlgeleitet.

Nach einer Fasten- oder Diätkur nach F. X. Mayr werden Sie feststellen, dass Sie kein oder viel weniger Verlangen mehr nach Süßem verspüren – Ihre Instinkte sind zumindest teilweise wiedererweckt! Nehmen Sie dennoch etwas Süßes zu sich, so werden Sie es als unangenehm süß empfinden und fast angewidert ablehnen. Dies

ist eine gesunde Basis, in Zukunft wenig oder keine süßen oder gesüßte Kohlenhydrate mehr zu sich zu nehmen. Dann legen Sie auch nicht mehr an Gewicht zu, sondern werden eher – falls gewünscht oder nötig – noch weiter abnehmen.

Das Ziel eines echten Ernährungsprogramms ist das Finden der Optimalernährung. Mit jedem Abbau von bisherigen Fehlern und schädlichen Gewohnheiten finden Sie leichter die Kostauswahl und Kostumsetzung, die Ihren wirklichen Bedürfnissen entspricht. Ihr Organismus wird es Ihnen danken und Ihnen entsprechend mehr Leistungskraft, Vitalität und Lebensfreude vermitteln. Sie werden unsere Ernährungsrichtlinien umso leichter akzeptieren, je besser Sie über die Zusammenhänge informiert sind.

Warum sind viele Kohlenhydrate so schlecht verträglich?

In der präindustriellen Zeit bis etwa vor 200 Jahren gab es noch keine ungünstigen Kohlenhydrate. Erst mit der Herstellung von Fein- und Auszugsmehlen, bei der die fett-, mineral- und vitaminhaltigen Randschichten des Korns entfernt werden, konnten wesentlich haltbarere und für die industrielle Bearbeitung geeignetere Brotsorten gebacken werden. Diese weisen jedoch einen großen Nachteil auf: Weißbrot, Semmeln, Kekse, Brezeln, Baguette, Zwieback und süße Backwaren sind in ihrem Wert empfindlich gemindert. In diese Zeit fiel auch die Einführung des Fabrikzuckers.

Sein süßer Geschmack brachte die verhängnisvolle Versuchung, sich beim Essen nicht mehr nach den natürlichen Sättigungssignalen des Körpers zu richten, sondern oft wesentlich mehr zu verzehren, als tatsächlich benötigt wird. In weiterer Folge kam es dann zu dem bereits beschriebenen, heute tendenziell in allen Industrieländern vorhandenen gigantischen Pro-Kopf-Mehrverbrauch von Zucker pro Jahr.

Zucker fördert saure Gärungsprozesse im Darm, wodurch er die ohnehin schon in die saure Richtung verschobene Stoffwechsellage des Zivilisationsmenschen zusätzlich sauer belastet. Die Gifte der Gärungsdyspepsie gelangen teilweise in die Blutbahn und rufen eine Selbstvergiftung aus dem Darm hervor (intestinale Autointoxikation). Solche heute weitverbreiteten Vorgänge werden durch allerlei süße Naschwaren, Kuchen, Torten, Speiseeis, Pudding, Industrielimonaden, Cola und unzählige immer neue, fettarme Kohlenhydratbomben unterstützt. Zahnschäden, Karies, Gebissanomalien, Haltungsschäden und Verdauungsstörungen lassen sich sehr oft auf zu süße Ernährung zurückführen.

All das gibt es erst seit einer kurzen Zeitspanne – vom Zeitbegriff der Evolution her betrachtet entspricht es etwa einer Sekunde! In diesem kurzen Zeitraum bestand für das Verdauungssystem des Menschen keine Chance, sich auf die Verarbeitung dieser neuen Kost einzustellen. Es darf sich also niemand wundern, dass diese Kost unseren Organismus belastet und er bei längerem Missbrauch mit Fehlentwicklungen reagiert.

Bei Kindern und Erwachsenen kommt heute außerdem der durch ungünstige Kohlenhydrate verursachten Entgleisung des Zucker- und Speicherhormons Insulin eine ständig wachsende verhängnisvolle Bedeutung zu. Zum Verständnis dieser Zusammenhänge wollen wir auf die Rolle dieses Hormons näher eingehen.

Die Aufgaben des Hormons Insulin

Insulin wird in der Bauchspeicheldrüse erzeugt. In dieser Drüse befinden sich zahlreiche sogenannte »Zellinseln«, in denen das »Inselhormon« genannte Insulin produziert wird. Es gelangt direkt in das Blut. Seine Aufgaben sind:

- jeden durch Speiseverzehr bewirkten Glukoseanstieg und -überschuss im Blut abzubauen. Zu diesem Zweck transportiert Insulin die Glukose zu allen den Brennstoff benötigenden Zellen.
- Weitere Glukoseüberschüsse erhalten die Speicherorgane Leber und Muskulatur zur Auffüllung der Zuckerdepots (Glykogen). Sind diese Speicher schon gefüllt, dann erfolgt – falls weitere Glukose (durch zu reichliches Essen) ins Blut nachströmt –
- der Umbau der überschüssigen Glukose in Fett oder seine Ablagerungen in Fett- und Zwischengeweben wie in der Grundsubstanz als »wilde Mülldeponie«. Das Gewebe »verschlackt«.

Insulin ist das Speicherhormon des Organismus

Zu reichliche Insulinproduktion führt zu Gewichtszunahme, Fettbildung und sonstiger Verschlackung. Insulin kann jedoch nur die Zunahme und Deponierung fördern, nicht aber die Abnahme.

WISSEN

Auf die Menge kommt es an!

Alle zu reichlichen, üppigen, opulenten Mahlzeiten provozieren eine überhöhte Insulinausschüttung. Diese sorgt für den Abtransport aller Nahrungsüberschüsse durch Umbau in Fett oder Ablagerung in Zwischengeweben.

So kommt die Verfettung oder Verschlackung in vollen Gang. Schon der griechische Gelehrte Paracelsus wusste: »Eine jegliche Speise und ein jegliches Getränk, wenn es über seine Dosis eingenommen wird, ist Gift!«

Bei Insulinüberschuss wird jedes Abnehmen blockiert. Davon können unzählige Abnahmewillige ein Lied singen. Das Gewicht will und will nicht herunter – es sei denn, sie lernen, die übermäßige Insulinproduktion zu stoppen. Dabei hilft das Hormon Glukagon (zweiter Schritt).

Meiden Sie ungünstige Kohlenhydrate, und zwar so lange, bis die Überreizung der Inselzellen verschwunden ist. Am besten beginnen Sie mit einer Fasten-Diätbe-handlung (Mayr-Kur). Der Wirkung seines Speicherhormons kann der Übergewichtige ohne richtige Kostumstellung nicht entrinnen!

Insulin bewirkt als Speicherhormon neben dem Abtransport überschüssiger Glukose auch generell die Beseitigung sonstiger im Blut kreisender Nahrungsüberschüsse, wie bei zu hohem Eiweißkonsum. Dieser führt dann zur sogenannten Eiweißmast.

Warum nimmt man eigentlich zu?

Wer zum Zunehmen neigt oder schon zu viel wiegt, hat bestimmt schon mehrfach versucht, durch weniger Essen, Kalorienzählen und diverse Schlankheitsdiäten sein Gewicht zu reduzieren. Meist hilft das jedoch nichts, nicht viel oder nur vorübergehend. Einige Zeit danach kann die Waage nicht selten mehr als zuvor zeigen. Und immer wieder werden die Thesen gepredigt: weniger Kalorien zuführen, die Esslust bremsen.

Der Übergewichtige hat zwar tatsächlich meist viel Appetit, oft sogar Heißhunger, aber weniger aus Gefräßigkeit und mangelnder Essdisziplin, sondern weil er der appetitanheizenden Kohlenhydratmast folgt und ohne Information über die Ursache seiner Fresslust oder gar Fresssucht nur sehr schwer wieder aus diesem Teufelskreis herauskommt. Das Resultat dieser Tatsachen heißt für alle Übergewichtigen:

- Kalorien zählen und selbstgestrickte Hungerkuren bringen langfristig nichts.
- Der Übergewichtige leidet an einer Überproduktion von Insulin.
- Die ungünstigen Kohlenhydrate führen zur Entgleisung der Insulinausschüttung.
- Fett macht nicht fett. Gute Pflanzenfette gehören ebenso zur täglichen Ernährung wie Lebensmittel, die reich an Vitaminen, Mineral- und anderen Vitalstoffen sind.

Was unterscheidet Schlanke und Dicke?

Wenn zwei Menschen jeden Tag genau die gleiche Nahrung mit der gleichen Kalorienmenge verzehren, kann es vorkommen, dass nach einigen Jahren der eine übergewichtig ist, der andere aber nicht. Die Ursache dafür? Der eine produziert zu viel Insulin und der andere nicht. Man spricht von guten und schlechten Futterverwertern.

Bei den schlechten Futterverwertern spielen meist noch andere Faktoren mit: Sie sind oft Bewegungsnaturelle, ihr Bedürfnis nach viel Bewegung ist ausgeprägter als nach vielem und üppigen Essen. Ihre Inselzellen sind so angelegt, dass sie sich nur schwer zur Überproduktion provozieren lassen. Im Alter werden jedoch oft auch diese »mageren« Menschen bequemer und naschhafter, sodass sie allmählich auch runder und mitunter sogar fett werden können. Und falls sie keine Fettpölsterchen bekommen, dann nimmt ihre Verschlackung in Geweben, Gelenken, Gefäßen und anderem entsprechend zu.

Zu viel ungünstige Kohlenhydrate wirken sich bei Schlanken nicht so nachteilig

WISSEN

Der Hyperinsulinismus

Eine überschießende Insulinproduktion nennt man Hyperinsulinismus. Die meisten Übergewichtigen leiden darunter, sie produzieren zu viel Insulin. Es gibt zwar auch Gewichtszunahmen aus psychischen Gründen wie beispielsweise das Frustessen, doch in der überwiegenden Mehrzahl ist es das Insulin, das diese Menschen dick macht, sie zum vermehrten Essen antreibt und damit Gesundheitsprobleme schafft.

Hyperinsulinismus ist eine Stoffwechselstörung mit überschießender Insulinproduktion. Das entsteht nicht von heute auf morgen. Wie bereits erwähnt, kann das sogar schon beim Embryo hervorgerufen werden, wenn sich die werdende Mutter allzu reichlich mit ungünstigen Kohlenhydraten – sozusagen mit Kohlenhydrat-Bomben – verköstigt. Die hohe Glukosezufuhr reizt die dafür nicht eingerichteten Inselzellen des Embryos, sodass diese hypertrophieren und zum Selbstschutz zu viel Insulin produzieren. Oft kommt das Neugeborene dann schon mit Übergewicht auf die Welt.

aus wie bei Übergewichtigen. Sie treten aber außer der Gewebeverschlackung oft in Form von Magen-, Darm-, Verdauungsstörungen, chronischer Säurebelastung, Schwächung des Immunsystems und Müdigkeit zutage. Auch Schlanken ist konsequente Zurückhaltung mit schlechten Kohlenhydraten zu empfehlen. Auch die Blutgruppe scheint bei der Verträglichkeit von Kohlenhydraten eine Rolle zu spielen, denn man hat beobachtet, dass Menschen mit der Blutgruppe A meist die beste Kohlenhydrattoleranz aufweisen. Darauf gehen wir später näher ein (siehe S. 93)

Die Folgen von Fehlprogrammierung

Wenn Kleinkinder und Jugendliche ständig mit zu viel Naschwerk beliefert werden, spielt sich das Gleiche ab. Das natürliche Geschmacksempfinden wird auf süß fehlprogrammiert. Schließlich fangen die ständig gereizten Inselzellen zu wuchern an, spielen verrückt und produzieren unkontrolliert zu große Insulinmengen. Die Folge ist der Hyperinsulinismus mit Fettanbau, Übergewicht bis zur Fettsucht.

Im Falle einer Insulinresistenz erweist sich zusätzlich zu einer langzeitigen Nieder-Glyx-Ernährung auch viel körperliche Bewegung als sehr hilfreich. Diese ist unbedingt notwendig, da durch körperliche Aktivität der Bedarf der Muskelzellen an Glukose wächst, sodass wieder vermehrt Glukose aufgenommen und weniger Fett gebildet wird. In allen Fällen von deutlichem Übergewicht und Fettleibigkeit besteht ein Hyperinsulinismus. Die Mayr-Therapie mit anschließender Beachtung unserer Strategien beseitigt die Ursache in Richtung Dauererfolg. Körperliche Bewegung ist jedoch unbedingt erforderlich.

Insulinresistenz

Wenn zu viel Insulin im Blut kreist, dann werden die Zellen mit der Zeit durch das ständige Glukose-Angebot »übersättigt«. Sie streiken und nehmen keine weitere Glukose mehr an. Dieser Zustand heißt »Insulinresistenz«. Als Folge muss die überflüssige Glukose vermehrt in Fett umgewandelt werden. Nicht nur das Gewicht steigt stark an, sondern auch das Cholesterin, vor allem sein schlechter Anteil, das HDL-Cholesterin. Ebenso erhöhen sich die Werte der Triglyceride. Diese Blutfetterhöhung, das Ansteigen des Blutdrucks zum Hochdruck (Hypertonie) sowie die Verkalkung der Herzkranzgefäße (Koronarsklerose), die oft eine Bypassoperation nötig macht, stellen häufige Auswirkungen der Insulinresistenz und der damit meist einhergehenden kohlenhydratbedingten chronischen Säurebelastung dar.

Schätzungsweise besteht auch bei über 20–30 Prozent der normalgewichtigen Bevölkerung eine Insulinresistenz. Daher können auch bei sehr schlanken Personen Hochdruck und erhöhte Blutfettwerte auftreten. Die Möglichkeit, daran zu erkranken, ist aber bei Übergewichtigen wesentlich höher. (Der Konsum von schlechten Nahrungsfetten belastet zusätzlich, siehe später.)

Bleibt alles beim Alten, dann wird noch mehr Insulin produziert, um die Insulinresistenz zu überwinden; der Körper versucht, die Zellen zur Insulinaufnahme zu zwingen. Dies geht aber nur so lange, bis

FALLBEISPIEL

»Der unordentliche Fresser«

Universitätsprofessor, 58 Jahre, Großtrommelträgerhaltung mit kugelförmigem Gasbauch, 105 kg schwer, 178 cm groß, klagt über Atemnot und Herzbeschwerden. Wegen Diabetes Typ II nimmt er seit 3 Jahren Antidiabetika ein sowie Medikamente für das Herz, gegen Bluthochdruck, überhöhte Blutfett- und Harnsäurewerte. Er führt ambulant eine Milch-Diät-Kur nach F. X. Mayr durch. Nach 6 Wochen hat er 12 kg abgenommen, sämtliche Blutwerte, auch die des Blutzuckers, normalisiert, den Blutdruck verbessert und die Herz- und Atembeschwerden verloren. Er nimmt keine Medikamente mehr ein. Für eine Nachkur erhält er die Richtlinien:

- Erlaubt sind alle Kohlenhydrate bis zum Glyx 50 und alle günstigen Fette und Proteine (siehe nächstes Kapitel).
- Verboten sind damit alle Nahrungsmittel über Glyx 50, insbesondere Zucker und zuckerhaltige Speisen, Weißgebäck und sonstige Auszugsmehlprodukte, wie Teigwaren, Knödel, Spätzle oder Pizza sowie Fruchtsäfte, Industriegetränke und Bier. Verboten sind auch Wurstwaren, die Mehl oder Kartoffelstärke enthalten; Leberkäse ist also auch nicht erlaubt.

- Für seine Lieblingsgerichte erhält er die Tipps:
  - statt poliertem Reis nur Wild- oder parboiled Reis
  - statt Kartoffeln nur Gemüse und Salate, beispielsweise zu Fleisch- oder Fischgerichten
  - statt weißer Nudeln nur Spiralnudeln (43)
  - statt Cornflakes oder Fertigmüsli nur Quinoa-Müsli (siehe Rezeptteil)

Zusätzlich wird ihm dringend mehr und regelmäßige Bewegung empfohlen, und was besonders allen Übergewichtigen, die fast immer Schnellesser bis »Schlinger« sind, nicht dringlich genug eingebläut werden kann: immer bewusst und langsam essen und jeden Bissen gründlichst kauen!

Nach 1 Jahr kommt der Professor zur Wiederholungskur. Die Blutwerte sind normal geblieben, sein Gewicht um weitere 2 kg verringert. Da er vor der Kur ein gieriger Schnellesser war, der seither die Esskultur nach Mayr gewissenhaft pflegt, unterzeichnet er ein Dankschreiben mit offiziellem Titel

Dr. XY, ordentlicher Professor
vormals unordentlicher Fresser

die Inselzellen erschöpfen und fast kein Insulin mehr produzieren können. Damit ist die Zuckerkrankheit, der Diabetes mellitus, manifest geworden.

wichtig

Erhöhte Werte von Cholesterin und Triglyceriden sowie Komplikationen an Herz und Blutdruck sind sehr häufig Folgen der Insulinresistenz! Kohlenhydratarme Kostformen verringern nachweisbar – unabhängig von ihrem Fettgehalt – die erhöhten Blutfettwerte und verbessern außerdem die von ihnen hervorgerufenen Komplikationen.

Aber schon lange Zeit davor stellen sich häufig zwei warnende Symptombilder ein: Es zeigen sich einerseits charakteristische Veränderungen der Körperhaltung, der Figur, insbesondere der Bauchform: Es entsteht der sogenannte Gasbauch (nach F. X. Mayr). Andererseits kann auch das Symptombild der Unterzuckerung auftreten. Die Bildung von Gasbäuchen und das Auftreten von Blähungen und Blähungszuständen sprechen für Gärungsprozesse im Bauchraum, die in erster Linie durch saure Gärungsvorgänge eines zu reichlichen Kohlenhydratkonsums verursacht werden.

Dies gilt auch für zu viel günstige Kohlenhydrate. Rohkost, Kompotte und Fruchtsäfte können bei hoher Dosierung im Darm rasch in Gärung übergehen. Besonders abends, wenn der Darm schon müde ist, sollte gärungsfreudige Kost vermieden werden, vor allem Fruchtsäfte. Man kann sie nicht einspeicheln und in der Mundhöhle vorverdauen.

Wie kommt es zur Unterzuckerung?

Wir wissen bereits, dass der Verzehr zu vieler ungünstiger Kohlenhydrate bei Normal-, Über- und Untergewichtigen einen Hyperinsulinismus hervorrufen kann. Wenn dabei besonders hohe und mehrmalige Insulinausschüttungen stattfinden, kann der Blutzuckerspiegel unter die Ausgangsposition und mitunter sogar unter einen kritischen Wert fallen. Es entsteht eine Unterzuckerung (Hypoglykämie). Die Betroffenen, die diesen unangenehmen Zustand kennen, bezeichnen ihn kurz als »Hypo«.

Anzeichen für Unterzuckerung

Die Hypoglykämie wird als »unentdeckte Volkskrankheit« bezeichnet, da ihre Symptome einesteils sehr verbreitet, anderenteils häufig nicht erkannt und als »psychisch bedingt« abgetan werden. Beim Hypo besteht eine Mangelversorgung des Gehirns mit dem Brennstoff Glukose. Das kann sich auf sehr verschiedene Art bemerkbar machen:

- Schwäche, Zittern, Platzangst, Koordinationsstörung
- Verwirrtheit, Konzentrationsschwäche, Vergesslichkeit

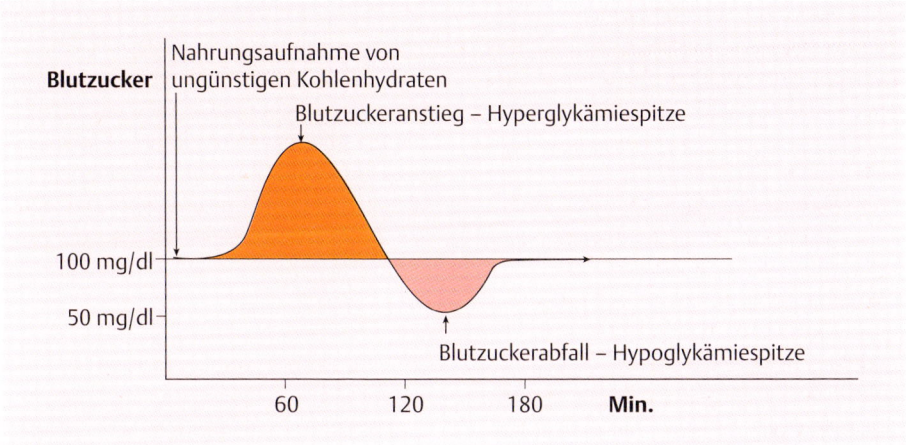

▲ Blutzuckerkurve mit Anstieg und Abfall bei zu hoher Insulinausschüttung mit Hyperglykämie- und Hypoglykämie-Spitzen (Abfall des Blutzuckers bis unter 50–60 mg/dl).

- Stimmungsschwankungen, Gereiztheit, Depressionen, Ängste
- Schwitzen, Kopfschmerzen, Sehstörungen
- Hunger bis Heißhunger, Verlangen nach Süßem, auch Kaffee, Alkohol, Schokolade
- Nicht mehr aufhören können beim Naschen von Snacks und Süßigkeiten
- Auftreten von Hunger und Gereiztheit oder sogar von Fressanfällen 2–3 Stunden nach einem kohlenhydratreichen Essen. Der Hunger nach einem ausreichenden Kohlenhydrat-Frühstück kann am Vormittag stärker auftreten, als wenn nur etwas Kaffee oder Tee getrunken wurde.
- Müdigkeit und Niedergeschlagenheit morgens nach dem Aufstehen, auch nach langem Schlaf. Nachmittagsschläfrig-keit, die einen übermannt, sodass man die Augen kaum mehr offen halten kann, oder unwillkürliches Einschlafen beim Fernsehen oder im Büro. Müdigkeit 2–3 Stunden nach größeren, insbesondere kohlenhydratreichen Mahlzeiten.
- In krassen Fällen der Unterzuckerung kann sogar Bewusstlosigkeit eintreten.

Zu kohlenhydratreiche Kost führt zu Süßhunger

Wenn Sie beispielsweise regelmäßig zum Frühstück eine ordentliche Portion Corn-flakes oder Fertigmüsli und auch mittags und abends andere fettarme kohlenhydratreiche Kost, womöglich ohne Proteine, verzehren, dann erzeugen Sie dadurch regelmäßig einen starken Insulinstoß. Zunächst stecken Sie das problemlos weg – vielleicht über Jahre hinweg. Eines Tages werden vielleicht aber Ihre Inselzellen überempfindlich und produzieren dann zu viel Insulin. Sie geraten dann in den Hypo und

43

fühlen sich geschwächt, matt, nervös, zittrig, bekommen nasse Hände. Ihr Hirn ruft nach Brennstoff und sie verspüren ein Verlangen, einen Heißhunger nach Süßem – und Sie essen Süßes. Ihr Gehirn wird damit beruhigt und Sie fühlen sich rasch wieder wohl. Aber der auf das Süße nachfolgende starke Insulinstoß senkt bald wieder den Blutzuckerspiegel und das Spiel beginnt von vorn.

Viele haben ein schlechtes Gewissen, wenn sie regelrechte Fressanfälle bekommen oder immer wieder Heißhunger auf ungünstige Kohlenhydrate haben, vor allem auf Süßigkeiten.

Kurzfristig kann Basenpulver (siehe S. 78) helfen. Langfristig ist nun eine Schonphase

der überreizten Inselzellen nötig, am besten zunächst durch eine Fasten-Diät-Kur und danach durch eine langfristige, strenge Vermeidung ungünstiger Kohlenhydrate. Damit ersparen Sie sich ein möglicherweise vorprogrammiertes Schicksal mit Gasbauch, Gärungs-Übersäuerungsfolgen oder Übergewicht, Fettzunahme und Risikofaktoren.

wichtig

Ein übermäßiges Essbedürfnis ist meist nicht auf eine Charakterschwäche zurückzuführen, sondern auf eine Stoffwechselstörung, hervorgerufen durch die Überproduktion von Insulin. Man spricht von einer gestörten Glukosetoleranz, die zum Hypo, also zur Unterzuckerung führt.

Ist Ihre Glukosetoleranz gestört?

Beobachten Sie, ob Sie einige der genannten Symptome bei sich feststellen können:
- Kennen Sie das Auftreten von Heißhungerattacken?
- Haben Sie mitunter ein unstillbares Verlangen nach Brot oder Kuchen, Süßigkeiten oder Schokolade?
- Haben Sie bei längeren körperlichen oder geistigen Anstrengungen zu wenig Durchhaltevermögen?
- Haben Sie Probleme mit Ihrem Gewicht, schlechte Cholesterin- oder andere erhöhte Blutfett- oder Blutdruckwerte?

Wenn ja, dann sollten Sie eine Mayr-Kur oder zumindest Ihre Ernährungsweise im

Sinne unserer Vier-Stufen-Kost mit Vermeidung aller ungünstigen Kohlenhydrate durchführen.

In jedem medizinischen Labor können Sie einen oralen Glukosetoleranz-Test durchführen lassen. Dabei werden Ihre Blutzuckerwerte vor dem Trinken einer Glukoselösung und zwei Stunden danach gemessen. Danach soll sich der Blutzuckerwert auf die Norm bis 100 mg/dl zurückgesenkt haben. Bei Werten von 140–200 mg/dl liegt bereits ein latenter Diabetes mellitus (Typ II) vor, bei Werten darüber ein manifester. Je schlechter der Wert, desto notwendiger sind diäte-

FALLBEISPIEL

Essdisziplin bringt Lebensqualität

Baumeister, 54 Jahre, 98 kg, 175 cm groß, mit kugelförmigem Gasbauch. Er leidet seit 2 Jahren an Angina-pectoris-Anfällen. Trotz Klinikaufenthalts und mehrerer Medikamente häufen sich die Anfälle von Herzschmerzen mit tödlichem Vernichtungsgefühl. Durch eine 3-wöchige Fasten-Diät-Kur nach F. X. Mayr verliert er seinen das Herz belastenden Zwerchfellhochstand, 12 kg Gewicht und seinen allzu mächtigen Bauchumfang. Anfälle treten zunächst nicht mehr auf. Sie kommen aber nach einem halben Jahr wieder, nachdem er, leichtsinnig geworden, durch Weihnachtsbäckereien, Eierlikör und andere Kohlenhydratbomben wieder in die Kohlenhydratmast mit gesteigertem Appetit und Heißhunger geschlittert ist. Sein Gewicht steigt in der Folge bald wieder auf die alte Marke, der Jo-Jo-Effekt ist auch bei den Herzattacken wieder da.

Durch den plötzlichen Tod seines Geschäftspartners alarmiert, flüchtet er sofort wieder in das Mayr-Sanatorium. Bald geht es ihm wieder besser, er verliert an Gewicht. Aber dieses Mal wird er noch energischer und eindringlicher auf die Vier-Stufen-Kost eingestellt. »Sie haben eine Stoffwechselerkrankung, die mit dem Zuckerhaushalt zusammenhängt. Sie müssen so leben, als wären Sie zuckerkrank. Dann kommen die Herzanfälle nicht mehr wieder und Sie werden noch mehr zu Ihrem Vorteil abnehmen.«
Nach 2 Jahren kommt er zur Kontrolle. Er wiegt jetzt 80 kg (18 kg weniger), zeigt einen guten Herzbefund, tadellose Laborwerte und fühlt sich »rundum erneuert«. »Ich hätte nie gedacht, dass allein mehr Essdisziplin so viel mehr Lebensqualität bringt!«

tische Maßnahmen und ärztliche Betreuung.

Der Diabetes Typ II wird immer häufiger festgestellt, er ist auf der ganzen Welt – vor allem dank falscher Ernährungsweise – im Vormarsch und gilt als viel zu selten erkannte »Killerkrankheit«. Er hängt meist eng zusammen mit dem Überkonsum ungünstiger Kohlenhydrate. Hier hilft die Mayr-Therapie mit anschließender Einhaltung unserer Ernährungsrichtlinien und Beachtung des Glyx überzeugend

und langfristig. Antidiabetische Medikamente werden dann sehr oft nicht mehr benötigt.

Diese und viele andere Erkrankungen, die kohlenhydratbedingt oder -mitbedingt sind, lassen sich mit der Mayr-Therapie und der anschließenden Vermeidung der Kohlenhydrate mit hohem (und zunächst auch mit mittelhohem) Index – je nach Fall und Dauer – meist überzeugend und langfristig kurieren. Nicht selten ist dies auch ohne Mayr-Therapie möglich, dauert dann

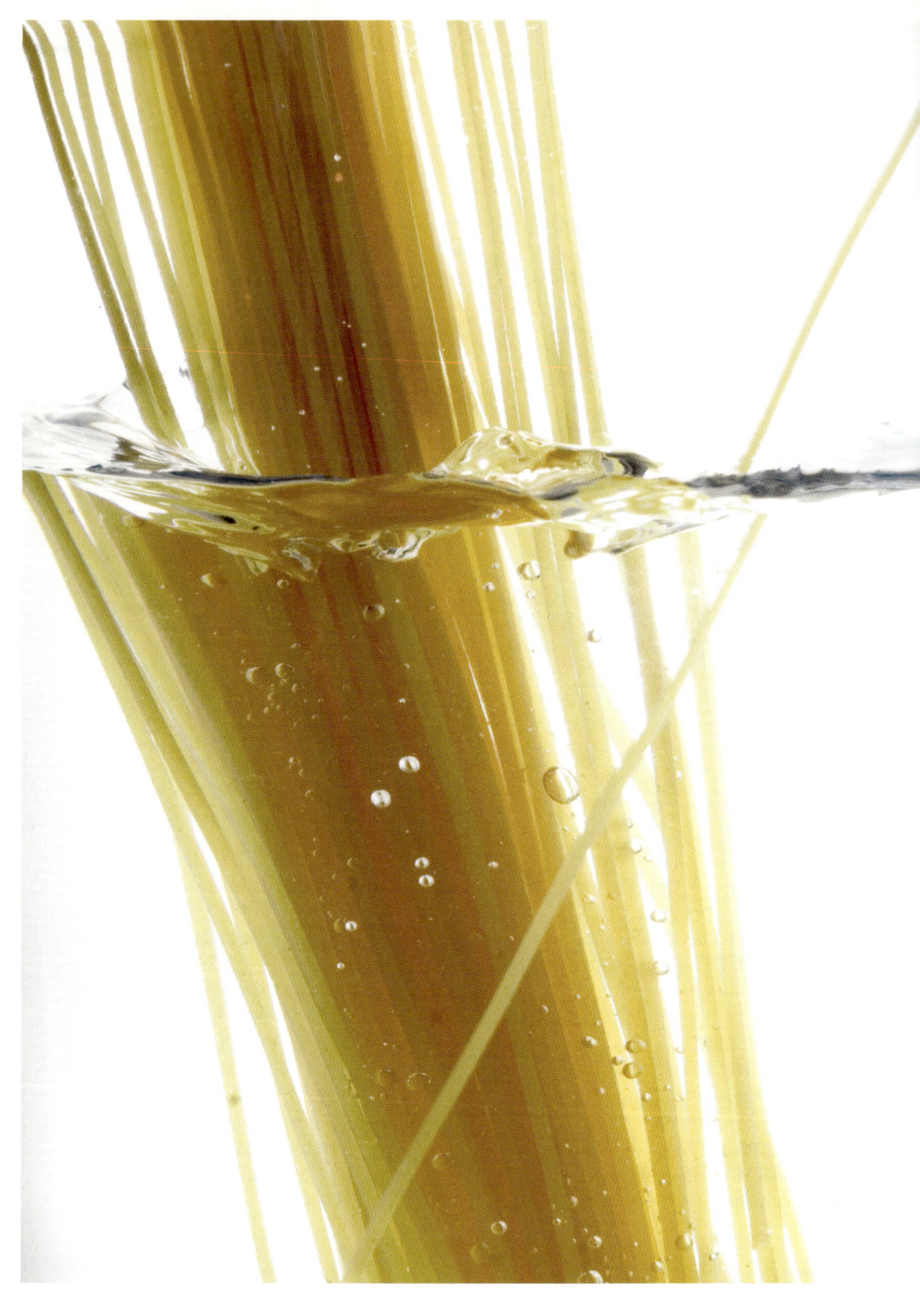

FALLBEISPIEL

»Das Kind isst doch sehr brav«

Petra, ein aufgewecktes, fröhliches Mädchen von 5 Jahren, zeigt seit Monaten zunehmend öfter ein verstörtes Verhalten. Sie ist plötzlich wie abwesend, starrt unbeweglich in die Luft und reagiert auf keinen Zuruf. Dabei treten kurze, krampfartige Anfälle auf. Die medikamentöse Behandlung durch den Kinderarzt bringt keine Besserung. Schließlich wird Petra mit der Diagnose Epilepsie in eine Fachklinik für Kinderneurologie eingewiesen. Als man dort die Rückenmarkflüssigkeit punktieren will, bekommen die Eltern Angst und verweigern die dazu erforderliche Zustimmung. Daraufhin wird Petra entlassen und kommt mit der Mutter in meine Sprechstunde.

Die Untersuchung nach Mayr ergibt einen hochentzündlichen Gasbauch und eine Leberschwellung. Auf die Frage nach Petras Essgewohnheiten erklärt die Mutter, sie esse sehr brav, vor allem Obst, wonach sie geradezu süchtig sei. Ohne 2–3 Äpfel oder Orangen gehe sie abends nie zu Bett. Außerdem liebe sie Pommes frites mit Ketchup, die sie sich fast täglich wünsche. Ohne Zweifel haben das viele Obst und die hochglykämische Ladung Pommes mit Ketchup zu einer massiven Darmgärung mit Bildung von Gärungssäuren und alkoholischen Fuseln zu einer Art Alkoholvergiftung geführt. Daher besteht die Therapie allein aus dem sofortigen Verbot von Obst und allen hochglykämischen Kohlenhydraten.

Die heftigen Proteste des Kindes bleiben erfolglos, sie muss gehorchen. Schon nach wenigen Tagen ist sie wie ausgewechselt und bis heute (10 Jahre) völlig gesund. Petra darf natürlich wieder Obst essen, aber in normaler Menge. Pommes und Ketchup lehnt sie seither restlos ab.

aber entsprechend länger. Entscheidend ist, dass mit der Zeit der Überreizungszustand der Inselzellen durch Vermeidung einer zu hohen Inanspruchnahme völlig verschwindet. Dazu sind auch die Empfehlungen der nächsten Kapitel wichtig.

Weniger ungünstige Kohlenhydrate essen

Die Mehrzahl der ungünstigen und mittelgünstigen Kohlenhydrate sind – für sich allein betrachtet – nicht als ungünstig zu bezeichnen, aber die Ausstattung der Verdauungsorgane der meisten von uns reicht nicht aus, um Brot und Gebäck, Knödel und Kartoffeln, Reis, Pizza, Polenta und andere Produkte aus »stärkereicher Pampe« in den üblicherweise verzehrten Mengen richtig und ohne Nachteile umsetzen zu können.

In der unzureichenden bis gestörten Verarbeitung der ungünstigen Kohlenhydrate findet sich der Ausgangspunkt eines großen Teiles der Wohlstandsernährungs-Zivilisationsleiden.

wichtig

Widerstehen Sie der Versuchung durch süßen Knusper- und Knisterkram aus Stärke und Zucker, meist noch mit Billigstfetten hergestellt, und trachten Sie grundsätzlich danach, die Menge der verzehrten ungünstigen Kohlenhydrate zu verringern.

Es ist daher dringend erforderlich, dass Sie den Konsum von un- und mittelgünstigen Kohlenhydraten verringern; dies soll natürlich individuell unterschiedlich erfolgen, je nach Ihrem gesundheitlichen Zustand und Bedürfnis und je nach der Höhe des auszuwählenden glykämischen Index. Je mehr Sie zu Übergewicht oder zu anderen Risikofaktoren, zu Übersäuerung und weiteren, bereits angeführten Problemen neigen, desto deutlicher und langfristiger sollen Sie die Konsequenzen ziehen. Am besten ist es, wenn Sie sich mithilfe des Glyx Ihren individuellen Gesundheits-Ernährungsplan machen.

Anstelle der ungünstigen bauen Sie in Ihren Speiseplan mehr günstige Kohlenhydrate ein und verwenden Sie auch entsprechend mehr günstige Fette und Proteine, wie es in den nächsten Schritten besprochen wird. Die nächste Seite fasst die Kernaussagen zu Kohlenhydraten zusammen. Sie werden dann wie die meisten über die guten Auswirkungen staunen und sich über die Verbesserung Ihrer Gesundheit freuen.

Wichtiges zu Kohlenhydraten auf einen Blick

Wer weniger isst, nimmt damit noch lange nicht für immer ab. Die heute noch geltenden Ernährungslehren mit wenig Fett, wenig Eiweiß und viel Kohlenhydraten sind ein Irrtum. Denn es ist nicht das Fett in der Nahrung und auch nicht die Proteine (Eiweiß), die den Menschen mästen. Auch die Kalorien bestimmen nicht maßgeblich Ihr Gewicht. Hören Sie auf, Kalorien zu zählen, alle möglichen Diäten auszuprobieren oder sich besonders zu kasteien. Das bringt keine auf Dauer anhaltende Gewichtsreduzierung.

- Es ist das Speicherhormon Insulin, das den Menschen dick macht. Durch zu häufigen und zu großen Verzehr an ungünstigen Kohlenhydraten wird es zur Überproduktion gereizt. Dieses überschüssige Insulin bringt alle Nahrungsmittelüberschüsse im Blut zur Speicherung. Es ist somit der Hauptverursacher von Übergewicht und/oder Verschlackung.
- Beachten Sie nicht nur die Waage, sondern auch Ihren Bauchumfang (in Richtung Gasbauch?) und Ihre Haltung sowie etwaige Anzeichen eines beginnenden Hypo mit Schüben von Heißhunger, Antriebsschwäche oder Müdigkeit. Dies gilt auch für die Normal- und Untergewichtigen.
- Bei normal- und untergewichtigen Personen kann der ständige und zu große Verzehr an ungünstigen Kohlenhydraten, vor allem in zuckerhaltigen Speisen, früher oder später zu schlechten Zähnen, Magen-Darm-Störungen, chronischen Gärungsprozessen mit Säurebelastung und Selbstvergiftung aus dem Darm, Entkalkungsvorgängen an den Stützgeweben und/oder Osteoporose führen.
- Studieren Sie die Angaben über den Glyx und die glykämische Last und ziehen Sie daraus Ihre Konsequenzen. Es wird sich für Sie, gleich welcher Gewichtsklasse, lohnen.
- Die Veränderungen der Grundnahrungsmittel durch industrielle Bearbeitung, Haltbarmachung und durch Zusatzstoffe erhöhen nachteilig ihre Indexwerte. Bevorzugen Sie daher die Grundnahrungsmittel und Bioprodukte.
- Übergewicht ist weniger die Folge von Gefräßigkeit als die Folge einer Insulin-Stoffwechselstörung. Sie brauchen sich nicht zu schämen und auch nicht zu kasteien. Essen Sie sich getrost satt, aber wählen Sie die richtigen Nahrungsmittel aus. Allein schon damit lassen sich Ihr Gewicht und Ihre Gesundheit verbessern.
- In der Menschheitsgeschichte gab es viele Jahrtausende lang keine ungünstigen Kohlenhydrate. Die allerungünstigsten davon sind erst in den letzten 1–2 Jahrhunderten auf dem Markt. Die Evolution braucht jedoch länger, um sich auf diese Neuerung einzustellen, noch dazu in den heute davon konsumierten enormen Mengen.

2. Schritt:
Proteine sind unverzichtbar

Proteine sind lebenswichtig und sättigen sehr gut und lang anhaltend, daher sind sie ein wichtiger Bestandteil jeder Mahlzeit. Auf der anderen Seite wirken sie säuernd, insbesondere wenn sie mit ungünstigen Kohlenhydraten kombiniert werden.

Eiweiß – oder Protein – besteht aus Aminosäuren. Das sind die Bausteine des Lebens. Die Hälfte der Körpermasse – ohne Wasseranteil – ist aus Proteinen gebildet. Unser Körper kann nicht alle Aminosäuren selbst herstellen, er muss sie aus der Nahrung beziehen. Wir brauchen daher täglich eine angemessene Proteinzufuhr, die sich nach unserem Körpergewicht bemisst. Sie wird ständig für die Bildung und Erneuerung von Zellstrukturen, Hormonen, Botenstoffen (Neurotransmittern) und anderem verwendet. Tierische Proteine befinden sich in Fleisch, Fisch, Ei, Milchprodukten (beispielsweise Käse), Wurst sowie in Schalen- und Krustentieren. Pflanzliche Proteine finden wir in Getreide, Hülsenfrüchten, Nüssen, Mandeln, Pilzen, Soja, Algen und dunkler Schokolade (70 % Kakao).

Wie viele und welche Proteine braucht man?

Eine ungenügende Proteinzufuhr über die Nahrung schwächt das Immunsystem und die Abwehrkraft, fördert Bindegewebsschwäche, Muskelabbau, Organsenkungen, Haarausfall, Kälteempfindlichkeit und zahlreiche Fehlfunktionen von Organen.

Eine zu hohe Proteinzufuhr, insbesondere in Kombination mit ungünstigen Kohlenhydraten, führt zur Säurebelastung, Ablagerung saurer Verbindungen in den Zwischengeweben bis hin zur Eiweißmast. Wenn wir nämlich zu viel an Proteinen essen, beispielsweise Fleisch, und auch noch kombiniert mit anderen ungünstigen Kohlenhydraten wie Kartoffeln, Knödeln oder Nudeln, dann vollzieht sich der gleiche Vorgang, wie wenn wir zu viele Kohlenhydrate allein verzehren. Es wird das Speicherhormon Insulin auf den Plan gerufen, das die Abschiebung der Proteinüberschüsse in Zwischengewebe oder letztlich die Umwandlung in Fett besorgt. Da Eiweiß aus Aminosäuren besteht, stellt jede Proteinzufuhr auch eine Säurezufuhr dar. Und jede Abschiebung von Proteinüberschüssen in die Gewebe fördert deren Übersäuerung, Harnsäureablagerung, Gicht, Entstehung rheumatischer Erkrankungsformen, Gewebeverschlackung und anderes mehr.

wichtig

Kombinieren Sie, wenn irgend möglich, jede Proteinzufuhr in der Nahrung mit basenbildenden Lebensmitteln, um so eine mögliche Säurebelastung des Organismus auszugleichen.

Sinnvolle Kombinationen zur Proteinkost

Sinnvoll sind alle Kombinationen mit günstigen basenspendenden Lebensmitteln (siehe auch Säure-Basen-Tabelle S. 59). Dazu zählen kohlenhydratarmes Gemüse wie Lauch, Zwiebel, Sellerie, Stangensellerie, Kohlrabi, Kohlgemüse, Kraut, Wurzelwerk, Petersilienwurzel, Brokkoli, Spinat, Blumenkohl, alle Salate, Küchenkräuter und Obst, die einen Glyx unter 54 aufweisen (siehe S. 30). Auch kalt gepresste hochwertige Pflanzenöle sind Basenspender und sollen bei Kaltverzehr großzügig verwendet werden. Kalt gepresstes Oliven- und Rapsöl können Sie auch für alle Speisen nach dem Kochen und Braten zum Veredeln und zur Anreicherung von Gemüsen (Antipasti) reichlich verwenden.

Gemüse und Salate sowie hochwertige Pflanzenöle passen ideal zur Proteinkost. Sie beinhalten viele Ballaststoffe und müssen daher besonders gut gekaut werden, da sie sonst leicht im Darm in Gärung

übergehen und Völlegefühl und Blähungen erzeugen.

Schlechte Kombinationen zur Proteinkost

Schlecht ist die Kombination von proteinreichen Nahrungsmitteln mit den säurespendenden, besonders stärkereichen ungünstigen Kohlenhydraten wie Nudeln, Nockerln, Knödel, Spätzle, geschälter Reis, Kartoffeln, Pizza, Pasta, Brot und Gebäck. Das gilt auch, wenn zuvor schon eine säurespendende Suppe wie Rindssuppe mit Einlage oder Ähnliches gegessen wird und danach Kuchen, Strudel, Torten oder Ähnliches folgen.

Bedenken sie bitte: Proteine sind Säurespender und die allermeisten ungünstigen Kohlenhydrate ebenfalls. Bei diesen Kombinationen in einer Mahlzeit kommt eine starke Säurebelastung zustande, die sich bei längerfristiger Anwendung nachteilig auswirken muss.

Sinnvolle Mengenverteilung bei Proteinkost

Als sinnvolle Mengenverteilung (pro Portion) gilt ein Drittel säurespendende Kost (also Protein) mit zwei Dritteln günstigen basenspendenden Kohlenhydraten. Die Kombination von Protein mit günstigen Kohlenhydraten entspricht auch den Regeln der Trennkost. Werden jedoch – was wir nicht empfehlen – ungünstige Kohlenhydrate zu Fleisch oder Fisch gegessen, so

WISSEN

Sonderstellung der Kartoffel

Kartoffeln sind in einfachster Zubereitungsform als Pellkartoffeln (gedämpft) Basenspender. In dieser Form zählen sie mit einem Glyx von 65 gerade noch zu den Mittelwert-Kohlenhydraten. Da die Stärke der Kartoffel durch den Kochprozess »gelatiniert« (aufquillt) und dadurch sehr rasch zu Zucker abgebaut wird, haben Kartoffeln einen hohen Glyx. Dieser wird noch durch die jeweilige Zubereitungsart verändert. Die glykämische Last von Kartoffelprodukten zeigt allerdings, dass eine kleine Portion (100 g) sehr gut vertretbar ist. Außerdem zeichnen sich Kartoffeln durch wertvolle, basische Inhaltsstoffe aus. Die Empfehlung lautet daher, Kartoffeln mit der Schale zuzubereiten (als Pellkartoffel), nur beste Sorten zu verwenden und jeweils nur eine kleine Portion zu verzehren.

sollten diese mengenmäßig maximal der Fleisch- oder Fischmenge entsprechen. Viel besser ist es jedoch, wenn sie schon ungünstige Kohlenhydrate verwenden müssen, diese mit möglichst vielen günstigen Kohlenhydraten wie Salaten mit viel kalt gepresstem Öl zu kombinieren, um damit die Menge der ungünstigen Kohlenhydrate einzuschränken. Essen Sie, wenn möglich, zweimal in der Woche Fisch! Verzichten Sie im Restaurant auf die üblichen Beilagen und bestellen Sie zu Fleisch oder Fisch einen Salat oder Gemüse und eventuell Obst als Nachspeise.

Glukagon ist ein Gegenspieler des Insulins

Jeder Verzehr von Proteinen regt in der Bauchspeicheldrüse die Sekretion des Hormons Glukagon an. Während Insulin den Blutzuckerspiegel senkt und Überschüsse speichert, hebt Glukagon den gesenkten Blutzuckerspiegel an, indem es die gespeicherten Zuckerreserven (Glykogen) freisetzt und so für eine Balance des Blutzuckerspiegels sorgt. Glukagon ist somit ein Mobilisierungshormon zur Freigabe gespeicherter Kohlenhydrate in der Leber. Das ist für die Versorgung von Hirn und Muskulatur mit ihrem Betriebsstoff Glukose enorm wichtig. Glukagon unterstützt das Fasten und Abnehmen. Eine gemeinsame proteinreiche und kohlenhydratarme Kost stimuliert die Glukagonproduktion (beispielsweise Hüttenkäse und Obst, Fisch und Gemüse, Oliven und Ei).

Da Glukagon durch den Verzehr von Protein aktiviert wird, ist es ratsam, regelmäßig zu den Mahlzeiten etwas Proteinhaltiges zu verzehren. Damit verringert sich auch die Gefahr, dass ein Eiweißmangel oder eine Unterzuckerung (Hypo)

FALLBEISPIEL

Extreme sind ungesund

Biochemiker, 64, leidet unter Bluthochdruck mit zahlreichen Begleiterscheinungen. Er muss wiederholt seine Medikamente wegen starker Nebenwirkungen wechseln, der Blutdruck bleibt zu hoch. Er ist mäßig übergewichtig. Seine Kost ist stark kohlenhydratbetont und sehr eiweiß- und fettarm. Dies wurde ihm geraten, um endlich abzunehmen. Er hat einen durch Gärung bedingten kugelförmigen Gasbauch.

Eines Tages hört er von der für seine Blutgruppe Null empfohlenen Kost. Er stellt sofort seine Ernährung auf sehr proteinreiche und fast kohlenhydratfreie Kost um. Aber schon nach einer Woche verspürt er eine komplette Kopfleere und fühlt sich »wie verloren«, verwirrt, neben sich stehend. Daraufhin isst er reumütig wieder mehr Kohlenhydrate. Sein Kopf wird wieder frei, aber er bekommt wieder mehr Hunger. Also verzehrt er noch mehr Fleisch, Wurstwaren und Käse. Daraufhin fühlt er sich zuerst deutlich besser, dann aber steigt sein Blutdruck wieder an. Er ist verunsichert und bittet mich um ärztlichen Rat. Die Kostumstellung von sehr kohlenhydratreich (mit »Kohlenhydrat-Bomben«) auf plötzlich fast kohlenhydratlos ist zu abrupt. Das bislang vom ständigen Zuckerzustrom reichlich versorgte Gehirn erhält plötzlich keinen Betriebsstoff mehr und beschert Symptome der Hirnleere. Diese verschwinden bald nach neuerlicher Kohlenhydratzufuhr. Auf die neuerlich erfolgte Kohlenhydratzufuhr treten vermehrt Hungergefühle auf, worauf der Patient zu viele Proteine ohne Beilage von günstigen Kohlenhydraten verzehrt. Möglicherweise hat dieses Hin und Her die Insulin-Glukagon-Balance gestört und den labilen Blutdruck erhöht. Es werden auch keine günstigen Fette oder Öle verwendet. Gerade ihnen kommt für eine ausgewogene Ernährung und Sättigung eine wichtige Rolle zu. Günstige Fette können auch als Betriebsstoff für das Gehirn sorgen.

Nach der Korrektur der Fehler und Einstellung auf eine ausgeglichene Kost bei Glyx 50 nach der Empfehlung der »Esskultur nach Mayr« fühlt sich der Biochemiker nach drei Wochen äußerst wohl. Er nimmt sieben Pfund ab und kann eines seiner beiden Hochdruckmedikamente absetzen und beim restlichen auf die halbe Dosis übergehen. Damit ist er bereits auf dem besten Weg zu einer grundsätzlichen Verbesserung seiner Ernährung und Gesamtgesundheit.

auftritt und das Gehirn zu wenig Glukose erhält. Jede vorgenommene Kostumstellung in radikaler Intensität von einem Extrem ins andere ist ohne ärztliche Betreuung riskant und kann zu erheblichen Schwierigkeiten führen, wie das obige Beispiel zeigt. Halten Sie also auf jeden Fall Kontakt zu Ihrem Arzt, damit die Kostumstellung an Ihren Gesundheitszustand und Bedürfnisse angepasst wird.

Empfehlenswerte Proteinquellen

Besonders empfehlenswert sind Fisch- und fettarme Fleischspeisen. Zu Letzteren – tunlichst von artgerecht ernährten Tieren – zählen Hühnerbrust, Putenbrust, Kalbfleisch, mageres Rindfleisch, Corned Beef, mageres Lammfleisch, Putenfleisch und -schinken. Schweinefleisch ist wegen der arachidonsäurehaltigen Sutoxine (»Schweinegifte«) im Fett, das auch die relativ mageren Fleischpartien in Strähnen durchzieht, nicht empfehlenswert. Fleisch führt uns die Vitamine A, B_1, B_2, B_6, B_{12}, D, E, K sowie Zink, Eisen, Magnesium, Chrom, Kupfer und einfach und mehrfach ungesättigte Fettsäuren zu.

Da Letztere durch die moderne Tierfütterung leider unausgewogen einseitig überwiegend aus Omega-6-Fettsäuren bestehen, sollten Sie fettarme Stücke bevorzugen und sichtbares Fett entfernen.

Bei den Fischen sind Lachs, Sardinen und Makrelen, Schwert- und Thunfisch besonders wertvoll, auch durch ihren Gehalt an den heute so selten gewordenen mehrfach ungesättigten Omega-3-Fettsäuren (siehe S. 65).

Proteine in pflanzlicher Kost sind weniger ergiebig, da die Pflanzenkost sehr faserreich ist. Je höher der Fasergehalt aber ist, desto weniger gelangen die benötigten Aminosäuren ins Blut. Vegetarier sind gut beraten, wenn sie die zuvor angeführten vegetarischen Eiweißquellen reichlich konsumieren, und wenn sie die »Esskultur nach Mayr« (siehe Seite 125) mit gründlichem Kauen und Einspeicheln jedes Bissens exakt ausüben, weil sie so diese Kost wesentlich besser verwerten.

WISSEN

Günstige Eiweißquellen

Günstige Eiweißquellen sind fettarme Käsesorten, fettarmer Hüttenkäse, Thunfisch-Salate, Putenbrust in Scheiben, Eier, Mozzarella und Risotto. Vegetarisch günstige Eiweißquellen finden Sie in Sojaprodukten und festem Tofu, in Pilzen, Proteinpulver, isoliertem Sojabohnenpulver sowie in Kuhmilchprodukten, Schaf- und Ziegenjoghurt, in Hülsenfrüchten und Nüssen. Nüsse, wie zum Beispiel Walnüsse, als wohlschmeckende Beigabe zu Gemüse und Salaten sind günstige Eiweißquellen. Sie enthalten auch Omega-3-Fettsäuren, Vitamin E, Folsäure, Magnesium, Kalium und Kupfer. Auch Esskastanien, Kürbiskerne, Mandeln, Sesamsamen und Sonnenblumenkerne sind Eiweißspender.

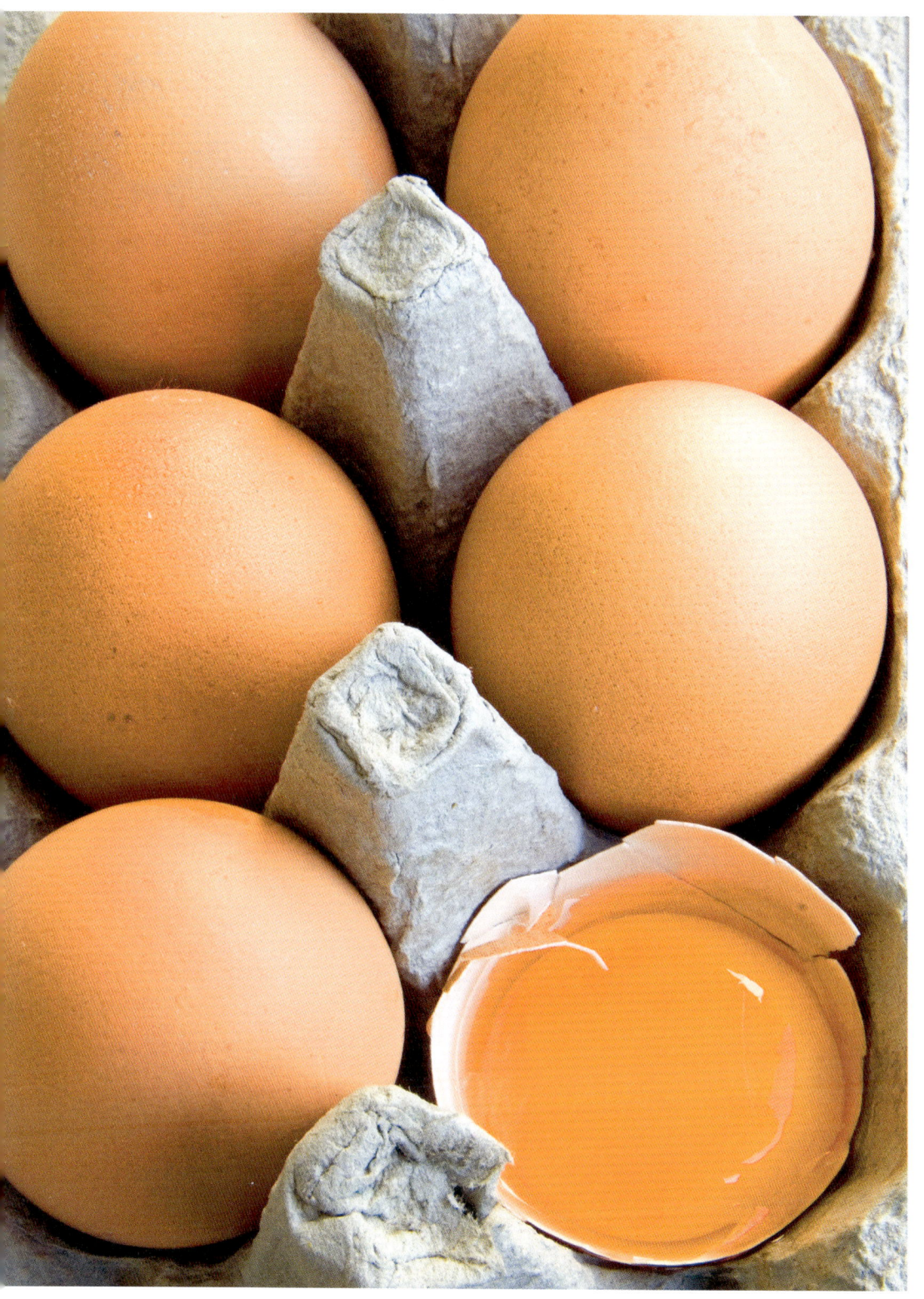

Der persönliche Eiweißbedarf

Die individuell täglich benötigte Eiweißmenge lässt sich aus dem Körpergewicht, dem berechenbaren Anteil des Körperfettes und dem Grad der körperlichen Aktivitäten ermitteln. Die Eiweißmenge, die jeder Mensch täglich benötigt, ist gene-

▼ Die Kotbauchformen und die kombinierten Bauchformen mit den durch sie bewirkten Veränderungen der Körperhaltung nach Mayr:

  6 schlaffer Kotbauch, lässige Haltung,
  7 schlaffer Kotbauch, Sämannshaltung,
  8 entzündeter Kotbauch, Anlaufhaltung,
  9 schlaffer Gas-Kotbauch, beginnende Großtrommelträgerhaltung,
10 entzündeter Gas-Kotbauch, Entenhaltung.

tisch einmalig und jedem ureigen. Dennoch kann man grob von einem täglichen Eiweißbedarf von 0,8 Gramm pro Kilogramm Körpergewicht bei gesunden Erwachsenen ausgehen.

Zur individuell verschiedenen, einmaligen, persönlichen Eiweißmenge verweisen wir auf die Lehre von F. X. Mayr, nach der wir uns selbst schulen sollen, unsere Instinkte und Sättigungsreflexe deutlich wahrzunehmen. So und nur so können wir die jeweils von unserem Organismus angezeigten günstigen Mengen und Mengenverhältnisse bei den Mahlzeiten wahrnehmen. Dabei wird uns das bewusst genossene Essen entscheidend helfen. Das jeweilige Erspüren der persönlich benötig-

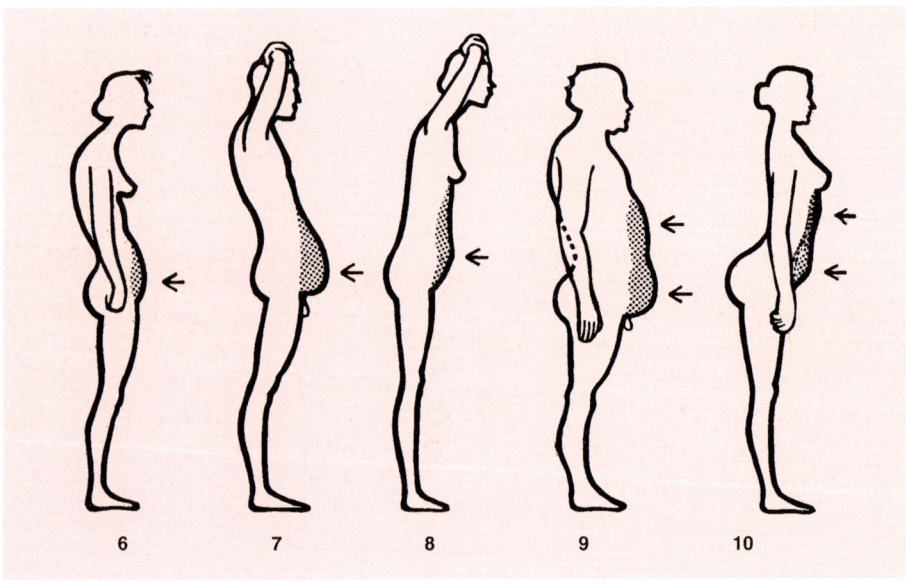

FALLBEISPIEL

Trotz Vollwertkost übersäuert

Augenarzt, 64 Jahre, 178 cm groß, 76 kg, klagt seit 10 Jahren über unerklärliche dumpfe Nierenschmerzen, die besonders nachts auftreten und den Schlaf empfindlich stören. Auch belastet ihn große Müdigkeit am späten Vormittag und nach dem Mittagessen. Die bisherigen Untersuchungen sind mit Ausnahme eines Bluthochdrucks, der mit Betablockern in Grenzen gehalten wird, unauffällig, die übrigen verordneten Medikamente erfolglos. Er bezeichnet sich als »Vollwertköstler«. Seine Hauptnahrungsmittel bestehen aus Kohlenhydraten. Morgens gibt es Fertigmüsli mit Butterbrot und Obst, mittags und abends meist fleischlose Kost wie Mais, Buchweizen, Naturreis, Kartoffeln, Gemüse und Salat.

Die Untersuchung nach Mayr zeigt Gasbauch, Dünndarmentzündung (Enteropathie), Leberschwellung und Druckschmerz beider Nierenlager. Er erhält die Empfehlung, ungünstige Kohlenhydrate total zu meiden und von den mittelwertigen nur wenig zu essen. Zu jeder Mahlzeit soll ein Eiweißprodukt mit der doppelten Menge günstiger Kohlenhydrate konsumiert und reichlich gutes Olivenöl angewendet werden. Zwei Liter Wasser pro Tag müssen getrunken und dreimal ein Teelöffel Basenpulver auf ¼ Liter Wasser, außerhalb der Mahlzeiten, eingenommen werden (siehe S. 78). Alle Menschen mit Kohlenhydratüberkonsum leiden unter Säurebelastung, da ein Teil der Kohlenhydrate im Darm sauer vergoren wird. Der Basenhunger der Bauchspeicheldrüse kommt daher, dass diese Drüse neben Insulin auch wichtige Fermente produziert, die nur in basischem Milieu wirken können. Das Basenpulver ist ein Nahrungsergänzungsmittel, das besonders bei allen Säurebelastungen sehr hilfreich ist. Durch den Eiweißkonsum wird außerdem das Hormon Glukagon aktiviert, das der Speicherungstendenz von Insulin entgegenwirkt.

Nach 14 Tagen berichtet unser Patient begeistert, dass die Nierenschmerzen nach 10 Jahren erstmals völlig ausgeblieben sind. Auch die Müdigkeitsattacken treten nicht mehr auf. Er kommt mit den nicht großen, aber regelmäßigen Eiweißportionen und Zutaten problemlos aus. Sein zuvor alltäglicher Nachmittagsschlaf, von dem er immer wie gerädert aufgestanden ist, wird nicht mehr benötigt. Gegen den Bluthochdruck reicht jetzt eine halbe Dosis des Präparats.

Nach einem Jahr treten bei ihm im Anschluss an einen Türkei-Urlaub, bei dem er reichlich »köstliche Getreide- und süße Nachspeisen« zu sich genommen hat, wieder Nierenschmerzen und erhöhter Blutdruck auf. Reumütig geht er zu »seiner früheren Verpflegung« wieder zurück und verliert wieder seine Beschwerden. (Als Hinweis für später: Er gehört der Blutgruppe Null an.)

ten Menge ist ein Schlüssel zur optimalen individuellen Ernährung. Daher langsamer essen, besser kauen!

Vom Stand der Resorption aus gesehen ist es gleichgültig, ob das Eiweiß nun von Fleisch oder Fisch, Ei oder Eiweißpulver, von Milchprodukten oder von Tofu stammt.

Die Eiweißmast

Wie ein dauernder Überkonsum an günstigen Kohlenhydraten zu Zivilisationsleiden führt, so führt auch das häufige überkalorische Essen mit zu hohen Proteinanteilen – also auch zu viel Eiweißkost, besonders in der üblichen Kombination mit ungünstigen Kohlenhydraten – zur Eiweißmast (nach Wendt). Hinzu kommen die Verlän-

gerung der Verweildauer der Speisen im Darm mit Andockung und Deposition von Stuhlresten an der Darmwand, eine unzureichende Stuhlausscheidung, Bildung von toxischen Eiweiß-Fäulnisprodukten, chronische Rückvergiftung aus dem Darm und Entstehung von schlaffen bis entzündlichen Kot- und Gaskotbäuchen. Da die mit Darminhalt gefüllten Darmschlingen schwerer als Luft sind, zeigt sich beim Stehenden eine Verwölbung des Bauches vor allem unterhalb des Nabels. Bei entzündlichen Darmveränderungen entstehen die Spitzbauchformen.

Warum sind zu große Eiweißmengen schädlich?

Zu große Eiweißmengen – insbesondere mit ungünstigen Kohlenhydraten als Bei-

FALLBEISPIEL

Falsches Gesundheitsbewusstsein

Zahntechnikerin, 43 Jahre, sehr gesundheitsbewusst, führt in einer Gruppe eine »Fastenkur für Gesunde« durch. Danach lebt sie wie zuvor im Sinne einer vorwiegend vegetarischen Vollwertkost: morgens Müsli, Obst und Fruchtsaft, mittags und abends viel Getreide- und Rohkost, Gemüse, Joghurt, selten Fisch, kein Fleisch, wenig Butter und Öl. Nach der Fastenkur verliert sie mehr als gewünscht an Gewicht, fühlt sich geschwächt, die Monatsregel bleibt aus, Haarausfall und vermehrtes Kälteempfinden treten ein.

Nur widerstrebend lässt sie sich überzeugen, dass sie in ein Eiweißdefizit hineingeschlittert ist und sich schon längst anders, nämlich im Sinne der Vier-Stufen-Kost, mit mehr Protein ernähren müsste. Jetzt ist es höchste Zeit für eine Umstellung. Schließlich folgt sie den Ratschlägen. Zwei Monate später treten normale Menses wieder ein, Frieren, Haarausfall und Schwäche verschwinden und sie fühlt sich besser als je zuvor. Sie weiß jetzt: »Wahrheit müssen wir immer wieder neu erleben und von bisherigen Irrlehren Abschied nehmen!«

lage – rufen das Speicherhormon Insulin auf den Plan. Es sorgt für die Umwandlung der Überschüsse in Fett oder für die Speicherung durch Ablagerungen in Geweben, die dadurch säurebelastet werden. Auch das Blut wird durch übermäßige Proteinzufuhr dicker, zäh- und schwerflüssiger. Das verschlechtert wiederum die Sauerstoffversorgung der zugehörigen Gewebebezirke wie von Herz und Hirn. Im dicken Blut stauen sich die größeren Moleküle, der Blutspiegel von Hämatokrit, Cholesterin, Fettstoffen und anderem steigt an, was zu Hochdruck, Verkalkung, Sehstörungen, Herzleiden, Herzinfarkt, Thromboembolien bis zum Schlaganfall führen kann.

Übermäßige Proteinzufuhr lässt auch erhöhte Homocysteinwerte entstehen. Diese werden ebenfalls mit frühzeitiger Entwicklung der Gefäßverkalkung, besonders der Halsschlagader und der Gehirngefäße mit ihren gefährlichen Folgen, in Zusammenhang gebracht.

Es kann aber auch das Gegenteil zustande kommen. Nicht selten werden Gesundheitsbewusste derart durch fragwürdige Ernährungslehren fehlprogrammiert, dass sie sich sogar nach Fastenkuren, die ja die Instinkte zur rechten Nahrungswahl wecken sollten, weiterhin falsch ernähren, wie der Fall auf der vorherigen Seite zeigte.

Der Übersäuerung entgegenwirken

Jedes Essen, dessen Menge den Bedarf des Organismus übersteigt, und besonders jedes und häufige Zuviel an Kohlenhydraten und/oder Proteinen wird entweder
- im Darm durch Gärungs- oder Fäulnisprozesse toxisch zersetzt oder
- in Fett umgewandelt und macht fett und fettblütig oder
- als Schlacke abgelagert und führt zu Verschlackung und chronischer Übersäuerung von Geweben, Gelenken und Organen.

Säure-Basen-Tabelle (sinnvolle Kombination: $^1/_3$ sauer – $^2/_3$ basisch).

sauer	basisch
tierisches Eiweiß wie Fleisch, Fisch, Wurst, Innereien, Käse, Quark	Gemüse, auch Wurzelgemüse, Gemüsefrüchte, Blattgemüse, Salate
pflanzliches Eiweiß wie Getreide, Mais, Reis, Weizen, Roggen, Hafer, Gerste, Amarant, Quinoa, Buchweizen, Vollkorn	Sojabohnen, Sojamilch, Kokosmilch
Auszugsmehle in Weißgebäck, Brot, Teigwaren, Vollkornmehle	Milch, Schlagsahne

sauer	basisch
Milchprodukte wie Quark, Käse	Kartoffeln, besonders Pellkartoffeln
Industriekost, Fertigkost, Produkte aus der Dose, Ketchup, Salatsaucen	Kastanien
Industriegetränke wie Cola, Limo, Sirup, Säfte, Cocktails	reifes heimisches Obst, auch Dörrobst
raffinierte Öle und Fette	Mandeln, auch Mandelmilch
Fabrikzucker, Fruchtzucker und Konditorwaren, Pralinen	Wildkräuter wie Brennnessel, Löwenzahn, Rucola, Portulak, Bärlauch
Zitrusfrüchte wie Grapefruit, Orange	Gewürzkräuter wie Kresse, Schnittlauch, Kerbel, Koriander, Minze, Zitronenmelisse, Liebstöckl, Majoran, Thymian
Genussmittel wie Alkohol, Kaffee, Nikotin	kalt gepresste (native) Pflanzenöle, Oliven

3. Schritt: mehr gute Fette essen

Für viele ist das eine kleine, aber sehr hilfreiche Revolution: Wir brauchen nicht weniger Fett, sondern mehr richtige Fette! Viele haben ein Defizit an bestimmten Fetten – und das kann arge Probleme machen – und fast niemand weiß, woher diese Probleme kommen. Die panische Angst vor Fettaugen im Essen ist Unsinn.

Fett ist lebenswichtig

Fett ist ein ganz wesentlicher Bestandteil der menschlichen Ernährung. Die biochemischen Wirkungen der Nahrungsmittel haben sich in den letzten Millionen Jahren nicht verändert und sind im Laufe der Evolution bis heute genetisch die Gleichen geblieben. Die Menschen haben sich seit Jahrtausenden an die Verstoffwechselung von Fetten sehr gut adaptiert. Dies bestätigt auch eine Fülle neuester Forschungen zum Thema Fett. Schon in den fünfziger Jahren des vorigen Jahrhunderts veröffentlichten zwei Forscher von der Universität von London eine wissenschaftliche Studie. Dabei erhielten Patienten eine 1000-Kalorien-Diät. Sie bestand zu 90 Prozent aus Fett. Danach bekamen dieselben Patienten wieder eine 1000-Kalorien-Diät, die aber zu 90 Prozent aus Kohlenhydraten bestand.

Was glauben Sie, war das Ergebnis? Bei der ersten Serie mit viel Fett verloren die Patienten deutlich an Gewicht. Bei der zweiten Serie mit viel Kohlenhydraten blieb das Gewicht unverändert.

Tatsächlich macht das richtige Fett, richtig angewendet, nicht dick, sondern leistungsstärker. Die Schwierigkeit, Fett zu empfehlen, besteht heute nur darin, dass viele Menschen, besonders Übergewichtige, durch die Propagierung »Fett macht fett«, Low-fat- und Fatburner-Diäten schon so manipuliert sind, dass sie sogar vor einigen Tropfen kalt gepressten Öles Angst

WISSEN

Atkins-Diät

Im November 2002 war in den Tageszeitungen zu lesen, dass die von den Fachleuten als schädlich befundene Atkins-Diät, die zur Gewichtsabnahme Kohlenhydrate fast ganz verbietet, aber viel Fett erlaubt, von der US-Herzgesellschaft rehabilitiert und nicht nur als unschädlich für die Blutwerte, sondern sogar als erfolgreich anerkannt wurde.

bekommen, obwohl ihnen wesentlich mehr davon nützen würde.

Die Vorzüge von Fett

- Fette und nicht Kohlenhydrate sind die wesentliche Energiequelle des Menschen. Dies gilt auch für die Muskeln und die Aufrechterhaltung der Körperwärme.
- Fette bremsen das Resorptionstempo der Kohlenhydrate. Das heißt, sie verzögern die Aufnahmegeschwindigkeit von Kohlenhydraten ins Blut und dienen dem Blutzuckergleichgewicht und der Gewichtsnormalisierung.
- Fette bewirken die Freisetzung eines Hormons (Cholecystokinin), das dem Hirn rechtzeitig meldet, dass Sie satt sind und aufhören sollen zu essen. Fette sättigen somit schneller und auch langfristig.
- Fettsäuren sind Bestandteile aller Zellmembranen und Ausgangsmaterial für viele körpereigene Substanzen.
- Fettreiche, kohlenhydratarme Kost kann fast alle Blutwerte einschließlich Cholesterin- und Triglyceridwerte verbessern, falls der Großteil der Fette aus einfach ungesättigten Fettsäuren besteht.
- Fette bringen die Galle zum Fließen und entsäuern den Darminhalt, was für die Verdauungsvorgänge wesentlich ist.

- Die Resorption der Vitamine A, D, E, K und anderer Antioxidanzien ist von der Anwesenheit von Fett abhängig.
- Fette – wohl dosiert – kräftigen den gesundheitlichen Gesamtzustand.
- Fette – wohl dosiert – verleihen dem Essen einen besseren Geschmack. Das ist wichtig. Essen soll gut schmecken und Freude machen. Freude beim Essen fördert auch die harmonischen Verdauungsabläufe.
- Jede Mahlzeit soll Fett beinhalten – allerdings das richtige!
- Die wirkliche Ursache der Fettsucht ist nicht das Fett, sondern ein zu hoher Insulinspiegel.

Entgegen der weitverbreiteten Ansicht und der von der Nahrungsmittelindustrie aufrechterhaltenen Verwirrung beeinflusst das in der Nahrung enthaltene Cholesterin kaum den Blutcholesterinspiegel. Da aber – insbesondere in den USA – der Bevölkerung nahezu eine Panik vor Fett und Cholesterin eingeimpft wurde, erscheinen heute fettfreundliche Aussagen derart revolutionär, dass sie von verschiedenen Seiten als »eine Ohrfeige für alle konventionellen Ernährungsberater« bezeichnet werden. So sagt beispielsweise der amerikanische Top-Wissenschaftler Barry Sears: »Nahrungsfett macht Sie nicht dick – im Gegenteil, Sie müssen fett essen, um Fett abzunehmen!«

Welche Fette sind günstig?

Wie es günstige und ungünstige Kohlenhydrate gibt, so gibt es auch günstige und ungünstige Fette. Günstig und sogar lebensnotwendig sind alle weitgehend naturbelassenen Fette, die einfach ungesättigte und mehrfach ungesättigte Fettsäuren enthalten. Diese günstigen Fette werden nicht erhitzt, sondern durch kalte Pressung hergestellt.

über unserer »europäischen Küche« zu einer fünffach erniedrigten Herzinfarktrate führt, basiert maßgeblich auf der reichlichen Verwendung von Olivenöl. Der Grieche braucht 20 Liter pro Jahr seines »flüssigen Goldes«, das schon Homer als »Symbol für Fruchtbarkeit und langes Leben« bezeichnete. Wir Deutschen verwenden davon nur einen halben Liter jährlich.

Öle mit einfach ungesättigten Fettsäuren

Sie sollen den Hauptanteil unserer Fettanwendung ausmachen: kalt gepresstes Olivenöl nativ oder nativ extra (nativ heißt: nicht weiterbehandelt oder extra virgine = jungfräulich, aus Erstpressung), Rapsöl, Walnussöl, Avocadoöl, Mandelöl. Auch Oliven, Mandeln, Avocados, Haselnüsse, Walnüsse, Macadamianüsse und Pistazien stellen wertvolle Spender der wichtigen einfach ungesättigten Fettsäuren dar.

Da wir zu jeder Mahlzeit einen wertvollen günstigen Fettspender brauchen, könnten als Vorspeise einige grüne Oliven, einige Mandeln oder Salat mit viel Olivenöl dazu dienen.

Die kalt gepressten Öle mit einfach ungesättigten Fetten besitzen die Fähigkeit, den nützlichen HDL-Anteil im Cholesterin ansteigen und den schädlichen LDL-Anteil absinken zu lassen. Die medizinisch viel gerühmte mediterrane Küche, die gegen-

Öle mit mehrfach ungesättigten Fettsäuren

Aus diesen Ölen werden die »Gewebe- und Superhormone« gebildet. Diese sogenannten Eicosanoide sind Botenstoffe der Zellen, die auf Blutdruck, Blutgerinnung, Immunsystem und Entzündungsreaktionen steuernden Einfluss ausüben. Erst 1982 wurde der Nobelpreis für ihre Erforschung verliehen. Die mehrfach ungesättigten Fettsäuren beeinflussen unmittelbar diese Superhormone. Wir unterscheiden zwei Arten von mehrfach ungesättigten Fettsäuren:
- die Omega-3-Fettsäuren und
- die Omega-6-Fettsäuren.

Beide sind sich ergänzende Gegenspieler. Während beispielsweise die Omega-3-Fettsäuren über die Gewebehormone den Blutdruck senken, steigern ihn die Omega-6-Fettsäuren. Das Verhältnis der beiden soll 1:4 sein – oder wie in der Evolution vorgesehen, den Idealwert von 1:1 einnehmen. In den westlichen Kostformen ist diese Relation bereits auf ein ungünstiges 1:20 verschoben.

wichtig

Heute werden meist 20-mal mehr Omega-6- als Omega-3-Fettsäuren verzehrt. Das kann sich nicht günstig auf die Balance der Gewebehormone auswirken! Reduzieren Sie den Genuss von Omega-6-reichen Ölen zugunsten von Ölen mit reichlich Omega-3-Fettsäuren.

Die Ursache für dieses Missverhältnis findet sich zum Teil in der modernen Tierfütterung, bei der anstelle von Grünfutter viel Getreide verwendet wird. Getreide ist besonders reich an Omega-6-Fettsäuren. Dadurch ist das Fett unserer üblichen Fleischkost zu reich an diesen und zu arm an Omega-3-Fettsäuren. Außerdem – und das ist für Sie besonders wichtig – wird heute unwissentlich viel zu viel an solchen Pflanzenölen verzehrt, die besonders einseitig reich an Omega-6-Fettsäuren sind. Die Nachteile dadurch sind erst seit Kurzem erkannt worden. Beachten Sie die nachfolgende Tabelle und verwenden Sie mehr Omega-3-reiche Öle. Omega-6-Fettsäure wird auch als Linolsäure deklariert, Omega-3-Fettsäure als Linolensäure.

Verhältnis von Omega-3- zu Omega-6-Fettsäure in Pflanzenölen und Margarine.

Fette	Omega-3-Fettsäure-Anteil	Omega-6-Fettsäure-Anteil	
Leinöl	4	1	½ TL/Tag ausreichend
Rapsöl	1	2	sehr günstige Relation
Hanföl	1	3	sehr günstige Relation
Walnussöl	1	4	sehr günstige Relation
Omega-3-Margarine	1	4	sehr günstige Relation
Weizenkeimöl	1	6	weniger günstig
Sojaöl	1	7	weniger günstig
Maiskeimöl	1	55	ungünstige Relation
Pflanzenmargarine	1	62	ungünstige Relation
Mohnöl	1	72	ungünstige Relation
Diätmargarine	1	100	sehr ungünstige Relation
Kürbiskernöl	1	106	sehr ungünstige Relation
Sonnenblumenöl	1	120	sehr ungünstige Relation
Traubenkernöl	1	152	sehr ungünstige Relation
Distelöl	1	154	sehr ungünstige Relation

WISSEN

Omega-6-Fettsäuren und Arachidonsäure

Unser Organismus benötigt selbstverständlich auch die Omega-6-Fettsäuren in der Nahrung. Aber davon bekommen wir heute ohnehin fast automatisch genug bis zu viel. Außer in allen Getreideprodukten und Fleisch sind fast überall Omega-6-Fettsäuren enthalten, auch in Backwaren, die mit Margarine hergestellt sind, in mit Pflanzenöl Frittiertem, in Fertigkost, den üblichen Salatölen und pflanzlichen Bratfetten.

Keine förderliche Rolle spielt auch ein ungünstiges Omega-6-Fett, die Arachidonsäure. Sie kommt vor allem in Aal, Schweineschmalz, Schweineleber, Innereien und Leberwurst häufig vor.

Eine nicht beständige, langfristige Einnahme von besonders ungünstigen mehrfach ungesättigten Ölen dürfte wohl längere Zeit problemlos vertragen werden, zumal Sie unabhängig davon auch sonst einen Omega-3-Lieferanten einnehmen, aber die regelmäßige Verwendung ungünstiger Öle allein kann das Verhältnis der beiden Fettsäuren noch mehr zum Nachteil von Omega-3-Fettsäuren verschieben und die Tendenz zu chronischen Prozessen verstärken.

Positive Wirkungen von Omega-3-Fettsäuren

- Senkung von Cholesterin- und Triglyceridspiegeln im Blut
- Senkung von erhöhtem Blutdruck
- Senkung von Lipoprotein A
- Verringerung der Risikofaktoren der Arterienverkalkung
- Verminderung der Neigung zu entzündlichen Prozessen, rheumatischen Erkrankungsformen, Allergien, Depressionen und zu den anderen zuvor genannten möglichen Formen des chronischen Omega-3-Defizits

Sie können zur Vorbeugung und ergänzenden Behandlung solcher – oft auch neben anderen Ursachen zusätzlich auftretender – Prozesse Ihre Ernährungsweise gesünder gestalten, wenn Sie regelmäßig kalt gepresste Olivenöle oder Rapsöle mit 1(–2) Teelöffel Leinöl pro Person als Kaltanwendung kombinieren und als Salatöl oder zum Übergießen beim Anrichten einsetzen. Außerdem gibt es noch andere gute Omega-3-Spender, siehe später.

Früher war Fleisch ein wichtiger Omega-3-Lieferant. Leider erhalten die Tiere durch die neumodische Tierfütterung nicht mehr genügend Grünfutter, das die Omega-3-Vorstufe liefert. Schweine, Rinder, Hühner und Puten erhalten heute meist Weizen, Mais und andere Getreide, die einen hohen Gehalt an Omega-6-Fettsäuren aufweisen.

Die gelegentliche Einnahme von ungünstigen mehrfach ungesättigten Ölen dürf-

65

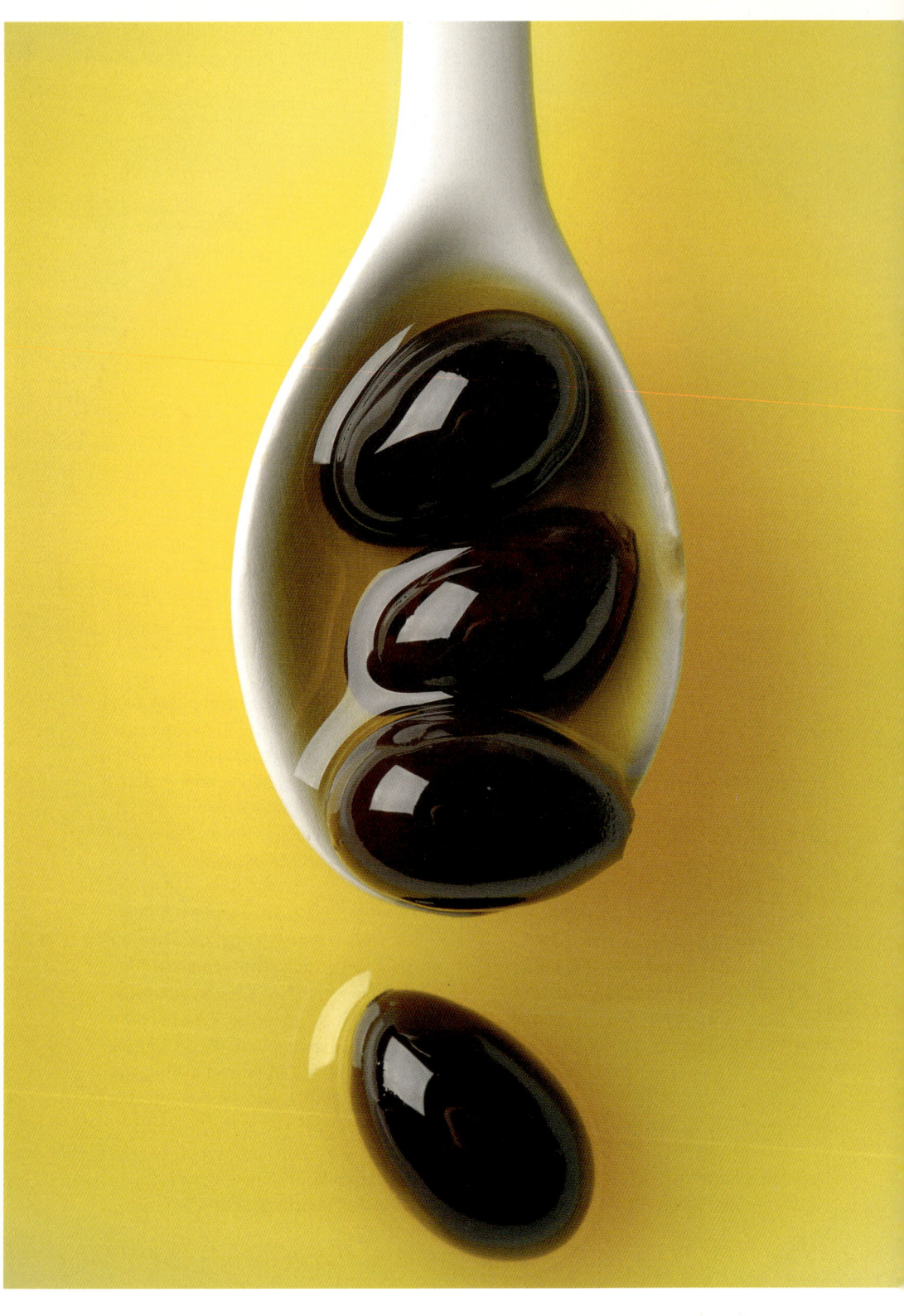

te wohl problemlos vertragen werden, zumal dann, wenn Sie unabhängig davon auch sonst Omega-3-Lieferanten zu sich nehmen. Die regelmäßige Verwendung ungünstiger Öle allein kann das Verhältnis der beiden Fettsäuren noch mehr zum Nachteil von Omega-3-Fettsäuren verschieben und die Tendenz zu chronischen Prozessen verstärken. Besonders wertvoll sind zwei kalt gepresste Öle, die als »Universalöle« dienen, da Sie sie sowohl für Kaltanwendungen als auch zum Anreichern fertig gekochter Speisen verwenden können. Zum Braten und Kochen verwenden Sie immer warm gepresste Pflanzenöle:

- Natives Olivenöl besteht zu 72 Prozent aus den wichtigen einfach ungesättigten, aus wenig gesättigten und mehrfach ungesättigten Fettsäuren und enthält Vitamin E.
- Rapsöl enthält 65 Prozent einfach ungesättigte, 20 Prozent Omega-6- und 9 Prozent Omega-3-Fettsäuren, womit es ein sehr gutes Verhältnis dieser beiden Fettsäuren zueinander aufweist. Außerdem enthält es Vitamin E, K und Provitamin A.

Da wir zu jeder Mahlzeit eine wertvolle günstige Fettspende brauchen, könnte schon ein Salat mit viel Olivenöl als Lieferant dienen. Die Empfehlung für die meisten heißt: mehr Oliven- oder Rapsöl in den täglichen Speiseplan!

Nüsse sind wertvolle Spender

Besonders reich an einfach ungesättigten Fettsäuren sind auch Haselnüsse, Maca-

damianüsse, Mandeln, Pistazien und andere, da sie auf das schlechte LDL-Cholesterin senkend einwirken, gut sättigen und nicht dick machen. Walnüsse haben außerdem reichlich Omega-3-Fettsäuren. Nehmen Sie regelmäßig Nüsse zu sich, als Vorspeise oder als Variante zu einem Gericht.

Bereichern Sie Ihren Speiseplan

Omega-3-Fettsäuren finden sich im Wildfleisch und in Kaltwasserfischen, besonders in Makrele, Hering, Lachs, Thunfisch und Kabeljau. Je fetter diese sind, desto besser für Herz und Hirn! Daher empfehlen wir Ihnen, ein-, zwei- oder mehrmals wöchentlich eine Fischmahlzeit zu sich zu nehmen. Omega-3-Fettsäuren finden sich auch in Omega-3-Fischölkapseln, ebenso wie in Nüssen, Keimlingen, Grün- und Blattgemüse, Spinat, Mangold und vor allem in Portulak, der als »Omega-3-Star« unter den Gemüsen gilt.

Herz-Kreislauf-Studien

Zur Erhaltung der Gesundheit von Herz und Kreislauf, zur Vorbeugung und zur grundlegenden unterstützenden Herztherapie bei Herzbelastung, -gefährdung und -erkrankung, auch nach Herzinfarkten, kann eine echte Ernährungstherapie sehr oft einfache, billige und überzeugende Hilfe schaffen. Lesen Sie dazu zwei groß angelegte wissenschaftliche Studien:

- In der berühmten Herz-Lyon-Studie erhielten 606 Patienten, die gerade einen Herzinfarkt überstanden hatten,

67

WISSEN

Leinöl und Leinsamen

Besonders reich an Omega-3-Fettsäuren ist das Leinöl (Alpha-Linolensäure), das Sie im Reformhaus bzw. bei einer guten Ölmühle bekommen können. 1–2 Teelöffel (nicht mehr) deckt schon Ihren Tagesbedarf an Omega-3-Fettsäuren. Verwenden Sie es kalt für Salatsoßen oder zu kalten Speisen, eventuell gemischt mit Olivenöl. Es ist licht-, temperatur- und luftempfindlich und wird schnell ranzig und dann wertlos. Bewahren Sie es daher immer im Kühlschrank auf. Auch frisch geschrotete Leinsamen sind reich an Omega-3-Fettsäuren. Den höchsten Gehalt an Omega-3-Fettsäuren unter allen Lebensmitteln hat – ihre enorme Bedeutung unterstreichend – die Muttermilch!

zur Hälfte die gewohnte westliche Kost, während die andere Hälfte mit mediterraner Kost bestehend aus viel Obst, Gemüse, Olivenöl und mehr Omega-3-Fettsäuren verköstigt wurde. Nach 4 Jahren hatte die mediterrane Gruppe schon 74 Prozent weniger Todesfälle durch Herzinfarkte zu verzeichnen als die erste Gruppe. Mit Recht schreiben Strunz und Jopp in ihrem Buch Fit mit Fett, das mit reichlich entsprechender internationaler Literatur bestückt ist, dass … »Ärzte heutzutage einen Kunstfehler begehen, wenn sie ihre Patienten mit Herz-Kreislauf-Erkrankungen nicht zugleich eine mediterrane Ernährung verordnen«.

- Noch viel größer und langzeitiger ist die berühmte Harvard-Studie. Die enorme Zahl von 84 000 Krankenschwestern, also die Angehörigen eines Berufes, die bekanntlich großen Belastungen und Stress unterworfen sind, wurden 14 Jahre lang beobachtet. Sie erhielten 5 Prozent mehr an einfach ungesättigten Fetten. Ergebnis: Die Herzinfarktrate sank um 20 Prozent. So wirksam ist eine echte Ernährungstherapie!

Haben Sie oder Ihre Angehörigen Herz-Kreislauf-Probleme? Wäre es nicht zu überlegen, solche Anregungen vorbeugend oder therapeutisch anzuwenden? Das schließt aber natürlich eine eventuelle ärztlich-medikamentöse Therapie nicht aus! Weniger Kohlenhydrate und mehr Fett ergibt eine bessere Herzgesundheit.

Richtiges Fett richtig verwendet

Als Brotaufstrich eignen sich besonders Omega-3-Fette aus dem Reformhaus. Alle übrigen Diät-Margarinen haben zu viele Omega-6-Fettsäuren und sind daher ungeeignet. Butter ist ein reines Naturprodukt. Sie hat mehr gesättigte als ungesättigte Fettsäuren in einer günstigen Mischung. Nur Übergewichtige sollten sie besser meiden und stattdessen Quark als Aufstrich verwenden. Selbst zuzubereitende Aufstriche finden Sie im Rezeptteil.

Kalt gepresste Öle sollten Sie nicht erhitzen oder gar zum Frittieren verwenden. Nehmen Sie zum Braten von Fleisch ein warm gepresstes Rapsöl und für Fisch warm gepresstes Olivenöl, es bleibt auch bei hohen Temperaturen bis 170 Grad stabil. Bestes natives Olivenöl extra oder andere kalt gepresste Pflanzenöle sollten Sie nur zum Veredeln fertiger Speisen oder für kalte Dressings verwenden.

Zur Verwendung von Fett schreibt der bekannte Ernährungswissenschaftler

N. Worm: »Scheuen Sie sich nicht vor Fett. Oder haben Sie je einen Griechen, Italiener, Spanier oder Südfranzosen beim Fettsparen ertappt? Sie sind alle schlanker als die Deutschen und haben die niedrigsten Herzinfarkt-Raten der westlichen Welt. Aber ihre Gerichte schwimmen buchstäblich in Öl – aber in den richtigen!« Auch in gutem Öl eingelegtes Gemüse, Pilze, Oliven oder gut gereifte Avocados sind empfehlenswert. Bevorzugen Sie aber dennoch fettarmes Fleisch und entfernen Sie das sichtbare Fett.

Die ungünstigen Fette

Im Gegensatz zur landläufigen Auffassung besteht Fleischfett nicht überwiegend aus gesättigten, also ungünstigen Fetten. Der Fettanteil an günstigen ungesättigten Fettsäuren liegt beim Rindfleisch bei 50 und bei Geflügelfleisch bei 70 Prozent. Während Wild durch die natürliche Grünfutterernährung reich an Omega-3-Fettsäuren ist, überwiegen beim sonstigen Fleisch die Omega-6-Fettsäuren deutlich.

Ungünstige Fette sind alle gesättigten und gehärteten Fette, also alle Speisefette, die bei Zimmertemperatur hart sind und durch Erwärmen flüssig werden. Dies sind Fette, deren wertvolle Anteile durch industrielle Bearbeitung, Konservierung, Härtung oder Sterilisation zerstört wurden. Dazu gehören die industriellen, handelsüblichen Margarinen, gebleichte Salatöle, Mayonnaisen, Fette in Back- und Wurstwaren (sogenannte Transfette) und alle

mehrfach erhitzten Fette. Schweine-, Gänse- und Depotfette anderer Tiergattungen sind ebenfalls nicht gesundheitsfreundlich, denn sie beinhalten Arachidonsäure.

Durch eine große Studie konnte nachgewiesen werden, dass Frauen, die mehr als 4 Teelöffel übliche Margarine täglich verzehrten, ein um 70 Prozent höheres Risiko für Herz-Kreislauf-Erkrankungen aufweisen als jene, die kaum Margarine verwendeten. Die Kombination schlechter Fette mit ungünstigen Kohlenhydraten macht nicht nur dick, sondern steigert auch das Herz-Kreislauf-Risiko.

Meiden Sie Fertigprodukte und Fastfood

Viele abgepackte Nahrungsmittel, Kekse, Cracker, Kartoffelchips und andere

69

enthalten ungünstige Fette, weil sie die Lebensdauer dieser Produkte verlängern. In vielen Fastfood-Restaurants werden die Gerichte mit gehärtetem Fett zubereitet. Auch die Mehrzahl aller Fertigprodukte enthält gehärtete Fette. Frittierte Nahrungsmittel, Salatdressings, verarbeitete Fleischprodukte wie Brat- und Knackwürste, Leberwurst, Salami, Frühstücksfleisch und Fertigprodukte mit Palm- oder Kokosöl sind reich an gesättigten Fettsäuren, also entsprechend ungünstig.

Gehärtete und gesättigte Fette erhöhen das Risiko für Herz-Kreislauf-Erkrankungen, Hochdruck, Herzinfarkt, Schlaganfall, hohe Blutfette, Rheuma und Arthritis. Immer mehr Waren werden heute mit versteckten, künstlich gehärteten Fetten versehen und enthalten darüber hinaus noch die schlechten Transfette.

Schlussfolgerung zum Umgang mit Fetten

Decken Sie den Hauptteil Ihrer täglichen Fettzufuhr mit einfach ungesättigten Fetten ab. Verwenden Sie in zweiter Linie mehrfach ungesättigte Fette, die Omega-3-Fettsäuren beinhalten. Reduzieren Sie tunlichst die Anwendung schlechter Fette und ihre Kombination mit ungünstigen Kohlenhydraten auf ein Minimum.

▼ Nach Verzehr ungünstiger Kohlenhydrate (schwarze Kurve) treten hoher Blutzuckeranstieg und starke Insulinausschüttung ein. Danach kann Unterzucker mit Hunger entstehen. Wird etwas gutes Fett vor der Kohlenhydratmahlzeit eingenommen, entsteht eine verzögerte Magenentleerung in den Darm und damit eine verringerte Insulinausschüttung (gepunktete Kurve). (Modifizierte nach Roizen; Real Aging)

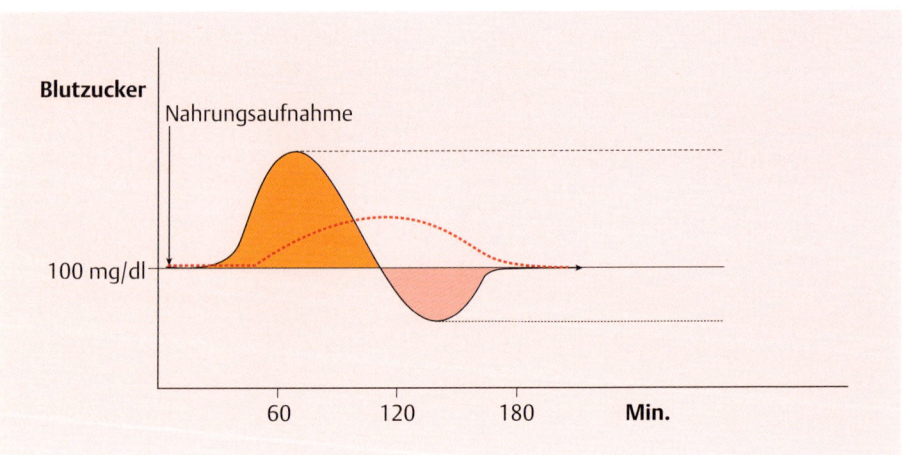

Wenn Sie 2–3 Stunden nach dem Essen Hunger oder Verlangen nach etwas Süßem verspüren, haben Sie wahrscheinlich zu viele ungünstige Kohlenhydrate gegessen und vielleicht die Eiweiß- oder Fettzugabe vergessen. Überlegen Sie den Grund Ihres Hungers, damit Sie die nächste Mahlzeit besser gestalten können.

Fette können die Aufnahmegeschwindigkeit von ungünstigen Kohlenhydraten verzögern und damit eine drohende Überproduktion von Insulin mildern. Essen Sie als Vorspeise einige Oliven oder etwas Salat mit Oliven- oder Rapsöl, eventuell auch einige Nusskerne oder Ähnliches. Die anschließend verzehrten Kohlenhydrate bleiben länger im Magen und gelangen langsamer ins Blut. Einen zusammenfassenden Überblick zum Thema Fett bieten die nächsten 2 Seiten.

Überblick: Fakten zum Thema Fett

Fett macht nicht fett, sondern fit. Allerdings müssen es die richtigen Fette sein. Alle fettreichen industriellen Produkte sollten Sie meiden. Hochwertige Pflanzenöle mit einfach oder mehrfach ungesättigten Fettsäuren sollten dagegen täglich auf Ihrem Speiseplan stehen, zum Beispiel kalt gepresstes Olivenöl oder Rapsöl. Denn ohne Fette gibt es kein Leben. Fett ist unsere wichtigste Energiequelle!

- Nahrungsfett sättigt schneller und anhaltender als Kohlenhydrate und Protein. So hilft es mit, Körperfett zu verlieren. Es gibt gesättigte, einfach und mehrfach ungesättigte Fettsäuren. Decken Sie den Hauptteil Ihrer täglichen Fettzufuhr mit einfach ungesättigten Fettsäuren ab, wie beispielsweise mit kalt gepresstem Olivenöl und/ oder Rapsöl.

Mehr Omega-3-Fettsäure

- Verwenden Sie außerdem Fette, die reich an mehrfach ungesättigten, insbesondere an Omega-3-Fettsäuren sind. Dazu zählen Lein-, Raps-, Hanf- und Walnussöl. Viele Menschen haben heute ein Defizit an Omega-3-Fetten.
- Omega-3-reiche Fette finden sich in Wild und Kaltwasserfischen wie Lachs und Hering. Je fetter der Fisch, desto besser ist er für Herz und Hirn (Gedächtnis). Essen Sie häufiger und regelmäßig Fisch.
- Omega-3-Fette sind auch in Walnüssen, Grün- und Blattgemüse enthalten, vor allem in Portulak.

- Den höchsten Omega-3-Gehalt besitzt das Leinöl. 1–2 Teelöffel sollen den Tagesbedarf decken. Omega-3-Margarine ist ein wertvolles Aufstrichfett. (Die üblichen Diätmargarinen sind zu reich an Omega-6-Fettsäuren.) Auch Omega-3-Fischölkapseln aus der Apotheke sind sinnvoll.
- Fette, wie Weizenkeim-, Maiskeim-, Sonnenblumen- und Distelöl beinhalten fast nur Omega-6-Fettsäuren. Sie verschieben das Omega-6- zu Omega-3-Verhältnis nachteilig.
- Fleisch enthält – mit Ausnahme von Wild – durch die moderne Tierfütterung einseitig viele Omega-6-Fette. Bevorzugen sie daher fettarme Fleischstücke und entfernen Sie sichtbare Fettanteile.

Gesättigte und gehärtete Fette meiden

- Meiden Sie tunlichst Speisefette mit gesättigten und gehärteten Fetten, wie sie sich in industrieller Margarine, Mayonnaise, Fett in Konserven, Back- und Wurstwaren, abgepackten Nahrungsmitteln, Cracker, Chips,

Fertiggerichten, Dressing, Knackwürsten, Remouladen oder frittierten Nahrungsmitteln befinden.

- Wenn Sie Probleme im Herz-Kreislauf-Bereich haben, Hochdruck, Rheuma, Arthritis, Allergien, Asthma, Psoriasis, Depressionen oder Gedächtnisschwäche, überprüfen Sie, ob Sie mit Ihrer Ernährung nicht zu viele schlechte Fette zu sich nehmen oder ein starkes Defizit an Omega-3-Fettsäuren besteht. Verzehren Sie dazu noch viele ungünstige Kohlenhydrate, dann denken Sie an eine gegenseitige Aufschaukelung beider Nährstoffarten zu Ihrem Nachteil.

- Erwarten Sie von Ihren Ärzten, auch von Kardiologen, nicht unbedingt, dass diese über die zwar völlig neuen, aber bereits tausendfach gesicherten Erkenntnisse der Ernährungsmedizin genau Bescheid wissen. Befolgen Sie alle ärztlichen Anweisungen, aber vermutlich wird Ihr Arzt nichts dagegen einwenden, wenn Sie Ihre künftige Ernährungsweise mehr im Sinne unserer Vier-Schritte-Kost orientieren, mit besonderer Beachtung der ungünstigen Kohlenhydrate und Fette, und damit auch im Sinne einer mediterranen Kost.

Schluss mit »low-fat«

- Nicht das Cholesterin in der Nahrung, sondern die schlechten Kohlenhydrate und die schlechten Fette sind die Hauptursache für schlechte Cholesterinwerte im Blut.

- Gute Fette wirken deutlich normalisierend auf schlechte Cholesterin- und Triglyceridspiegel.

- Scheuen Sie sich nicht vor großzügiger Verwendung der empfohlenen Pflanzenöle, die Sie auch beim Anrichten über die gekochten Speisen geben können. Streichen Sie das unglückliche »no-fat« und »low-fat« und ersetzen Sie es durch »more good fat«!

- Zum Braten lässt sich warm gepresstes Olivenöl und Rapsöl ohne Wertverlust anwenden.

- Eine kleine fetthaltige Vorspeise wie Salat mit Öl oder in Öl eingelegtes Gemüse, Avocados, Pilze, Oliven oder Nüsse verlängert den Aufenthalt von anschließend verzehrten Kohlenhydraten im Magen. So werden überschüssige Insulinausschüttungen vermindert oder verhindert.

- Fette – richtig verwendet – verbessern die Geschmacksqualität und fördern einen harmonischen Verdauungsablauf. Wohlgeschmack ist ein psychologisch wertvoller Faktor, der die Produktion der Glückshormone steigert und unser Immunsystem stimuliert.

4. Schritt: Ur-Lebensmittel und Mikronährstoffe

Der bewusste Umgang mit unseren Ur-Lebensmitteln wie Sauerstoff, Wasser und Salz wird immer wichtiger. Und auch den Mikronährstoffen – den Vitaminen, Mineralien, Spurenelementen, Duft- und Aromastoffen – kommt als Folge der Umweltbelastung und den daraus entstehenden Mangelerscheinungen eine zunehmende Bedeutung zu.

Sauerstoff

Dass wir ihn zum Leben ständig brauchen, ist ebenso bekannt wie die Tatsache, dass unsere Versorgung mit Sauerstoff viel besser ist, wenn wir ausreichend Bewegung haben. Mehr Sauerstoff in der Einatmung bedeutet bessere Brennstoffbelieferung der Körperzellen und vermehrte Ausscheidung an Kohlensäure durch die Ausatmung. Je weniger Bewegung, desto weniger Sauerstoffzufuhr, desto weniger Entsäuerung, desto mehr Belastung des Stoffwechsels. Bewegungsmangel ist nicht »normal«, sondern pathogen und bringt uns früher in Invalidität oder ins Grab.

Körperliche Aktivitäten regen die Verdauungsfunktionen an, fördern die Verbrennungsvorgänge und verbessern die Ernährung. Nach sportlicher Betätigung verbrennt man noch eine Zeit lang mehr Kalorien als sonst. Wer regelmäßig mindestens viermal pro Woche flott marschiert, joggt oder trainiert, mindestens 20–30 Minuten lang, erreicht eine bessere Sauerstoffversorgung, eine vermehrte Säureentlastung und gewinnt einen permanent höheren Grundumsatz. Überanstrengung ist jedoch immer ungünstig.

wichtig

Ein vernünftiges Bewegungsprogramm hilft, die Sauerstoffversorgung und die Ernährung des Organismus zu verbessern. Für Übergewichtige gilt: ohne Bewegung kein Essen!

Wasser

Es gibt keine gesunde Ernährung ohne reichliches Trinken. Der menschliche Körper besteht zu zwei Dritteln aus Wasser. Er scheidet täglich rund 2–3 Liter Flüssigkeit aus. Dafür braucht er Ersatz. Dieser ist (neben der Flüssigkeit aus der Nahrung) am besten durch »besonders bekömmliche Flüssigkeiten« zu ersetzen. Dazu zählen:

- gutes Trinkwasser (möglichst ungechlort)
- dünn gebrühter (»blonder«) Heilpflanzentee (besser aus einer Pflanze als aus mehreren)
- stilles Mineralwasser (ohne Kohlensäure)

Keineswegs bekömmlich sind die Säurespender und Insulinreizer Bohnenkaffee, Industriegetränke wie Cola oder Limo, unverdünnte Fruchtsäfte (Gärung!) und Alkoholika. Nicht als Getränk, sondern als Genussmittel (in sehr bescheidener Menge) kann bei Bedarf guter trockener Rotoder Weißwein und grüner Tee (besser als Schwarztee) empfohlen werden. Schwarz- und Grüntee enthalten auch Koffein, der aber an Gerbstoffe gebunden ist und nur sehr langsam resorbiert wird. So entsteht keine Reizung zur Insulinausschüttung. Bier ist wegen des hohen Glyx nur in Maßen zu empfehlen.

Wie viel Flüssigkeit braucht der Mensch?

Je nach Körpergewicht sollten Sie täglich 1,5–2 oder mehr Liter bekömmlicher Flüssigkeit trinken. Bei Stuhlverstopfung muss die Menge erhöht werden. Am besten, Sie trinken zusätzlich schon morgens vor und nach der Morgentoilette und vor- und nachmittags jeweils ¼ Liter. Wenn Ihr Harn immer hell ist, trinken Sie ausreichend. Wird er dunkel, besteht ein Wasserdefizit.

In geringer Menge, erst im späteren Verlauf einer Mahlzeit, besitzt besonders für Senioren der Spruch von Wilhelm Busch volle Gültigkeit: »Rotwein ist für ältere Knaben eine von den besten Gaben.«

Je stärker die Umweltbelastung durch sauren Regen, Rückstände von Antibiotika, Pestiziden, Hormonen und anderes in der Kost, desto größer ist der Bedarf des Körpers an Wasser zur Giftausschwemmung. Besonders günstig ist es, wenn Sie ¼ Stunde vor jeder Mahlzeit Wasser trinken,

---

WISSEN

Essen am Steuer

In den USA ist das Essen und Trinken am Steuer schon eine häufigere Unfallursache als Telefonieren. Die Versicherung »Hagerty Classic Insurance« hat eine Liste der gefährlichsten Speisen beim Lenken erstellt. An erster Stelle liegen die Insulinreizer Bohnenkaffee, Hamburger, kalte Fruchtsäfte und Süßigkeiten.

weil damit die Verdauungsdrüsen schon vor ihrer Inanspruchnahme »aufgetankt«

werden und zum Essen reichlich fließen können.

Salz

Alles Leben kommt aus dem Meer. Das Meer besteht aus Salzwasser. Salz ist in gelöster Form im Meerwasser enthalten und tritt durch Austrocknung kristallisiert als Natursalz in Erscheinung. Dieses natürliche Kristallsalz hat nur sehr wenig mit unserem Tafelsalz oder Kochsalz gemein. Kochsalz besteht nur aus zwei Elementen: Natrium und Chlor, während im Naturkristallsalz alle natürlichen Elemente des Körpers vorhanden sind. Jedes dieser 84 Elemente hat ein bestimmtes elektromagnetisches Feld mit einer bestimmten Schwingung. Das Zusammenspiel dieser natürlich vorkommenden Elemente im Salz ist für den Körper wichtig. Daher auch die Redewendung vom »Salz des Lebens«. Deshalb ist das Naturkristallsalz ein echtes Lebensmittel (mit Betonung auf »Leben«). Es kann durch sein spezifisches biophysikalisches Schwingungsmuster Energiedefizite des Körpers ausgleichen und für die energetische Stabilität der Körperzellen wirken.

Das Kochsalz hingegen ist ein einseitiges, raffiniertes Produkt, das mit zahlreichen Rieselstoffen versehen ist, damit es nicht klumpt. Es belastet den menschlichen Organismus. In einem Aquarium mit Kochsalz würde ein Fisch keine fünf Minuten

überleben, dann würde er an einer Vergiftung sterben.

Kristallisiertes Meersalz – ein wertvolles Lebensmittel

Das aus dem Meerwasser gewonnene kristallisierte Salz ist – falls es nicht raffiniert wurde – ein wertvolles Lebensmittel. Die beste Qualität dürfte das aus dem Urmeer im Karakorum-Bergmassiv gewonnene Hunza-Himalaya-Salz haben, das durch die enormen dort herrschenden Druckverhältnisse so kristallisiert wurde, dass es für die menschlichen Körperzellen besonders gut bioverfügbar ist. Dieses wertvolle Gut, um das früher Kriege geführt wurden, ist heute in Reformhäusern als Streusalz und als Kristallbrocken zu kaufen.

Sehr empfehlenswert ist die regelmäßige Einnahme einer kleinen Menge dieses »weißen Goldes«; es wirkt harmonisierend auf den Säure-Basen-Haushalt und hilft, Energiedefizite zu beseitigen. Die Kristallbrocken, in ein Glas mit Wasser gegeben, bilden eine Sole. Nehmen Sie davon 1 Teelöffel auf ¼ Liter Wasser morgens nüchtern zur biophysikalischen Gesamtstärkung des Organismus ein.

Mikronährstoffe

In der modernen Ernährungsforschung schenkt man zu Recht den Mikronährstoffen, den Vitaminen, Mineralstoffen, Spurenelementen und anderen große Aufmerksamkeit. Viele Menschen glauben daher, dass diese stets wie Zaubermittel wirken, wenn man sie kapselweise einnimmt. Das Wichtigste in der Versorgung des Körpers ist aber eine ausgewogene Ernährung, in der auch alle Mikronährstoffe, die wir brauchen, enthalten sind. Vitamine und Spurenelemente wirken besser, wenn sie in ihrer natürlichen Form aufgenommen werden. Trachten Sie danach, täglich frische Naturprodukte auf den Tisch zu bringen, und meiden Sie tunlichst konservierte Fertigprodukte.

Die Kohlenhydrate mit niedrigem Glyx, wie Blattgemüse und heimische Früchte, die einen wesentlichen Anteil jeder Kost ohne Kohlenhydrate mit hohem Glyx haben, enthalten Antioxidanzien wie Vitamin C und Beta-Carotin.

Für die Kohlenhydratumsetzung sind Vitamin B_1, Zink und Chrom nötig. Sie finden sich besonders in Fisch, Fleisch, Käse, Ei und Haferflocken. Vitamin E ist in reinen Pflanzenölen vorhanden, mit denen Sie nicht sparsam umgehen sollen.

Wir erhalten beispielsweise
- Vitamin A in Brokkoli und Spinat,
- B_1 in grünen Erbsen und Naturreis,
- B_2 in Bohnen und Huhn.

Coenzyme finden sich vor allem
- für B_3 in Thunfisch, Pute, Huhn, Lachs, Blumenkohl, Chicorée, Erbsen,
- für B_6 in Thunfisch, Lachs, Forelle, Pute, Huhn, Grünkohl, Karotten,
- für Zink in Kabeljau, weißen Bohnen, Pute,
- für Magnesium in Thunfisch, Tofu, Seezunge, Blattsalat, Brokkoli, Hülsenfrüchten, wildem Reis und anderem.

wichtig

Nach einer Darmreinigung nach Mayr ist die Resorptionsfähigkeit des Darms meist erheblich verbessert, was zu einer gesteigerten Resorption der Mikronährstoffe aus der Nahrung führt.

Die Eingliederung einiger dieser Lebensmittel in den individuellen Speiseplan kann die Versorgung mit diesen Nährstoffen, die natürlich auch in vielen anderen

WISSEN

Mineralstoff-Räuber

Wenn Sie Kohlenhydrate mit hohem Glyx meiden, führt dies nicht zur Mangelversorgung an wertvollen Mikronährstoffen – im Gegenteil. Es sind gerade etliche Hoch-Glyx-Kohlenhydrate wie vor allem Zucker und zuckerhaltige Produkte, die als Vitamin-B- und Mineralstoff-Räuber die Versorgung an diesen Substanzen verschlechtern.

Nahrungsmitteln enthalten sind, verbessern. Dennoch kommt es bei der heute oft wertverminderten basen- und mineralstoffarmen Kost bei immer mehr Menschen zu echten Mangelerscheinungen an Mikronährstoffen. So zeigen Patienten bei Fasten- und Diätkuren von Jahr zu Jahr häufiger Symptome von Magnesium- und Kaliumdefiziten. Diese treten immer dann auf, wenn die Betroffenen sich schon vorher in einem (unterschwelligen) Mangelzustand befunden haben. Es können Muskelkrämpfe meist an den Beinen auftreten. Daher ist es meist für stressgeplagte oder ältere Personen empfehlenswert, ihren Speiseplan mit Nahrungsergänzungsmitteln anzureichern, die reich an Mikronährstoffen sind, insbesondere an Kalium, Magnesium und Kalzium – je nach Empfehlung des Arztes.

Basenpulver zur Nahrungsergänzung und Entsäuerung

Unsere Pflanzenkost ist heute durch sauren Regen und andere Umweltbelastungen arm an basenbildenden Mineralstoffen. Auch die hektisch-stressig gewordene Lebensweise hat zu einem gesteigerten Verbrauch von Mineralien wie Kalium, Magnesium und Kalzium geführt. Alkohol, Bohnenkaffee und viele chemische Medikamente bewirken eine vermehrte Ausschwemmung solcher Basen. Dazu kommt noch die Neigung vieler Menschen zu Säurebelastung, Übersäuerung und Säurekrankheiten (wie Karies, Zahnfleischentzündung, Magengeschwür, Rheuma, Gicht, Osteoporose). Dies wird durch Basenpulver vermindert bis aufgehoben.

Achten Sie darauf, grundsätzlich gut zu kauen und nicht zu viel zu essen. Verzichten Sie auf ungünstige Kohlenhydrate. Zu viel davon, vor allem von »Hoch-Glyx-Bomben« oder Fruchtsäften, führen rasch zur Gärung im Darm mit Säurebelastung des Organismus.

Es gibt in der Apotheke verschiedene Basenpulver, die keine Medikamente, sondern ausgleichende Nahrungsergänzungen darstellen. Diese bestehen aus Substanzen, die normalerweise im Körper vorhanden sind und der Abpufferung der anfallenden Säuren dienen. Basenpulver enthebt Sie jedoch nicht der Notwendigkeit, die Esskultur nach Mayr zu beachten.

Der großartige Säure-Basen-Forscher B. Kern hat mit Recht festgestellt: »Es gibt im menschlichen Organismus kaum ein Organ, Gewebe oder Funktionselement, das nicht durch Übersäuerung gestört oder geschädigt werden kann, und das nicht durch Entsäuerung wieder gebessert würde.«

Entsäuern Sie sich!

Eine Entsäuerung findet am besten durch eine Fasten-Diätkur nach F. X. Mayr statt.

Außerdem wirkt die radikale Einschränkung aller ungünstigen Kohlenhydrate der Übersäuerung entgegen. Zwar können auch zu viele Proteine zur Übersäuerung führen, dies findet aber meist nur statt, wenn gleichzeitig als Beilage weiterhin viele ungünstige Kohlenhydrate verzehrt werden.

Das Basenpulver, das dem Organismus bei regelmäßiger Einnahme zur wohltuenden Säureentlastung dienen kann, wird meist 1–2-mal oder auch öfter täglich mit 1 Teelöffel auf ¼ Liter Wasser morgens und/oder abends vor dem Schlafengehen, eventuell auch tagsüber und bei Bedarf (Sodbrennen, Völlegefühl, üppige Mahlzeit) genommen. Basenpulver jedoch nicht kurz vor oder nach Mahlzeiten einnehmen, da es sonst die Magensäure zur falschen Zeit neutralisiert.

Besonders bewährt haben sich zwei Basenpulver:

Basenpulver nach Sander

- Natrium monohydrogen. phos. 10,0
- Kalium monohydrogen. carb.   10,0
- Calcium carbon.   100,0
- Natrium hydrogen. carb.   ad 200,0

Dosierung: Ein- bis zweimal täglich 1 Teelöffel auf ¼–½ Liter Wasser, morgens nüchtern und/oder abends vor dem Schlafengehen.

Diese Mischung wird während Fastendiätkuren bevorzugt. Für eine Langzeitbehandlung ist wegen der Zusätze (wie Magnesium) die folgende, ebenfalls aus der Apotheke zu beziehende Mischung noch günstiger:

Basenpulver nach Rauch

- Natrium hydrogen carb.   85 g
- Calcium carbon.   60 g
- Magnesium citric.   20 g
- Kalium citric.   15 g
- Natr. monohydrogen phosphor. 10 g
- Kalium hydrogen carbon.   10 g

Dosierung: Ein- bis zweimal täglich 1 Teelöffel auf ¼–½ Liter Wasser, morgens nüchtern und/oder abends vor dem Schlafengehen.

Die Anwendung von Heilpflanzen

Heilpflanzen enthalten unter anderem Vitamine, Mineralsalze, Spurenelemente, Fermente, Duft- und Aromastoffe sowie Pflanzenhormone. Sie können die Verdauungsfähigkeit wesentlich verbessern.

Pflanzen, die die Kohlenhydratverdauung unterstützen

Die nachfolgenden Heilkräuter unterstützen die Kohlenhydratverdauung, indem sie die körpereigene Fermentproduktion anregen, entstehende Zersetzungsprodukte desinfizieren und die Bildung von Gärungsgiften verringern oder verhindern. Damit lässt sich jede mangelhaft ausgestattete Kohlenhydratverdauung unterstützen und die Auftreibung des Leibes, Gasbildung, Völlegefühl und Blähungen verringern.

Als Gewürz und/oder als Tee (allein oder gemischt) kommen in Betracht:
- Kümmel (Carum carvi)
- Fenchel (Foeniculum vulgare)
- Anis (Anisum vulgare)
- Dill (Anethum graveolens)
- Koriander (Coriandrum sativum)
- Kerbel (Anthriscus cerefollum)
- Muskatblüte (Flos Macidis)

Pflanzen, die die Einweißverdauung unterstützen

Laucharten:
- Knoblauch
- Bärlauch
- Zwiebel
- Schnittlauch
- Porree

Senfölgewächse:
- Meerrettich
- Schwarzrettich
- Brunnenkresse
- Kapuzinerkresse
- schwarzer Senf
- Löffelkraut

Pflanzen, die die Fettverdauung unterstützen

Als Gewürz:
- Rosmarin (Rosmarinus off.)
- Beifuß (Artemisia vulg.)
- Wermut (Artemisia absinth.)
- Estragon (Inula hel.)
- Salbei und Thymian

Als Kräutertee:
- Wermut
- Kalmuswurzel
- Tausendgüldenkraut
- Benediktenkraut
- Rosmarin
- Schafgarbe

Ur-Lebensmittel und Mikronährstoffe auf einen Blick

Sauerstoff, Wasser und Salz sind unsere Ur-Lebensmittel, die wir permanent – in möglichst guter Qualität – brauchen. Und idealerweise sollten wir unsere Mikronährstoffe in natürlicher Form, also mit vitalstoffreichen, frischen Natur- oder Bioprodukten aufnehmen.

- Unsere Versorgung mit Sauerstoff ist viel besser, wenn wir regelmäßig genügend aktive körperliche Leistungen vollbringen. Für viele Menschen wäre ein vernünftiges Bewegungsprogramm die ideale Sauerstofftherapie, die auch der Entsäuerung, Verdauungs- und Stoffwechselverbesserung dient.
- Je stärker die Umweltbelastung, desto notwendiger ist reichliches Trinken von gutem Trinkwasser, stillen Mineralwässern oder blonden Kräutertees zur Ausschwemmung und für den gesamten Stoffwechsel.
- Wasser, ¼ Stunde vor jeder Mahlzeit getrunken, tankt die Verdauungsdrüsen rechtzeitig für gute Sekretbildung zum Verdauen auf.
- Vermeiden Sie das übliche Speisesalz und wählen Sie ein kristallisiertes, unraffiniertes Meersalz, das den Organismus biophysikalisch-energetisch stärkt.
- Vitamine, Spurenelemente und sonstige Mikronährstoffe wirken besser, wenn sie in ihrer natürlichen Form – in Gemüse, Obst, Fleisch, Fisch und anderem – zugeführt werden. Vitalstoffreiche, frische Natur- oder Bioprodukte sind stets konservierten Fertigprodukten vorzuziehen.

- Etliche Hoch-Glyx-Kohlenhydrate, besonders Zucker, wirken als Mineralstoff-, Basen- und Vitamin-B-Räuber. Auch Spirituosen, Bohnenkaffee und etliche chemische Pharmaka bewirken Mineralstoffverluste durch Ausschwemmung über die Nieren.
- Mangelerscheinungen an Mikronährstoffen verlangen nach biologisch hochwertigen, vitalstoffreichen Lebensmitteln. Notfalls sind Nahrungsergänzungsmittel zu verwenden. Besonders häufig sind Defizite an basenbildenden Mineralstoffen wie Magnesium, Kalium und Kalzium festzustellen. Diese sind bei Bedarf zusätzlich zuzuführen (Arzt fragen).
- Wegen der heute enorm verbreiteten Säurebelastung (latente Azidose) als hintergründige Ursache vieler Zivilisationsleiden haben sich Basenpulver als Nahrungsergänzungsmittel hervorragend bewährt.
- Heilpflanzen enthalten wertvolle Mikronährstoffe. Sie können als Nahrungsergänzung, zur Unterstützung bei Verdauungsschwäche und zur Behebung von Störungen und Erkrankungen in Kurform wesentliche Hilfe bringen.

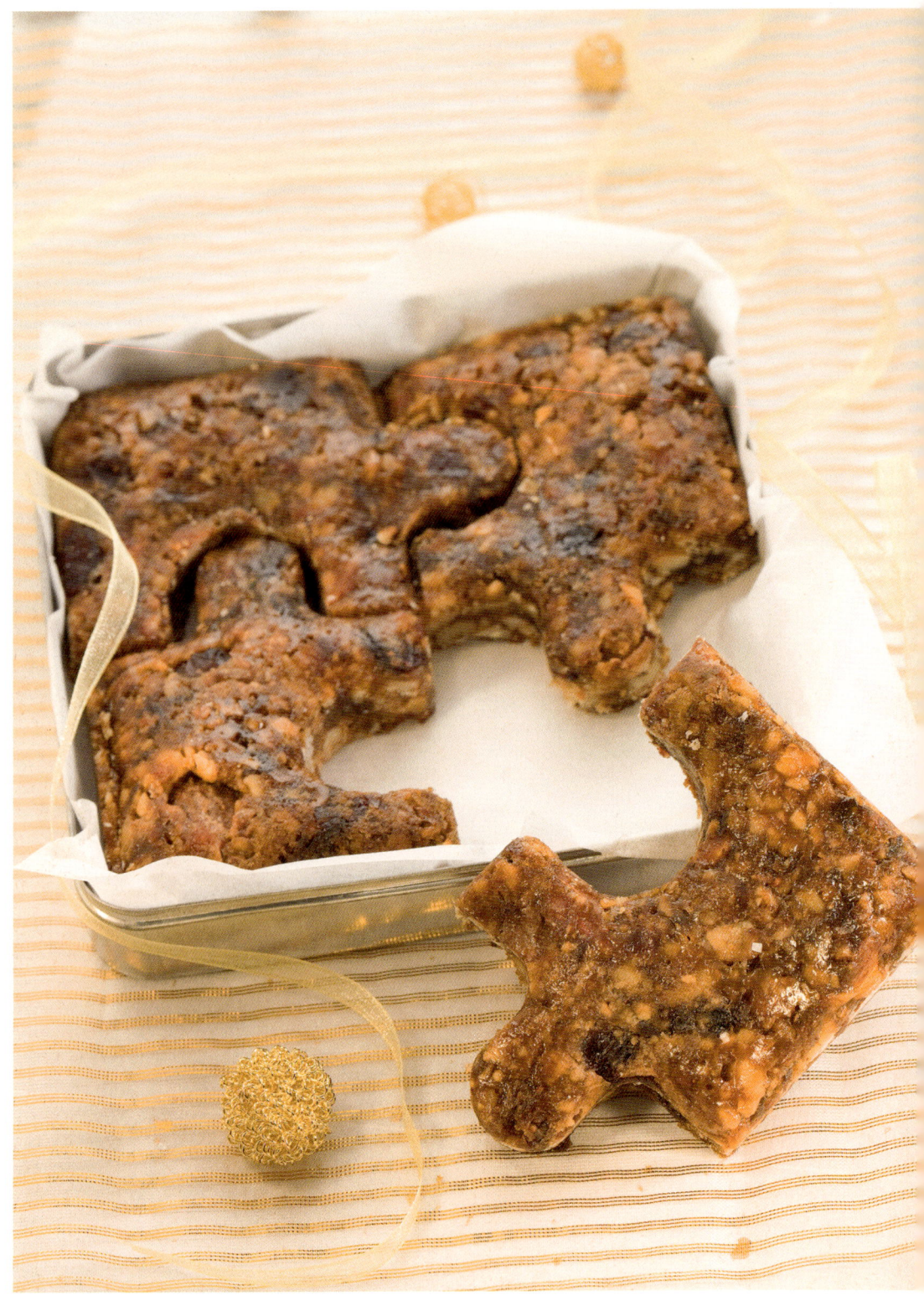

Ergänzungen zur Vier-Schritte-Kost

Die Vier-Schritte-Kost bietet viel Spielraum zur individuellen Anpassung, denn die Ernährungsbedürfnisse und die Verdauungskraft verschiedener Menschen sind unterschiedlich. Ergänzend werden hier die Lutz-Diät und die Blutgruppenkost vorgestellt.

Die Lutz-Diät – essen wie in der Steinzeit

Unsere Vorfahren haben sich von Wildfleisch, Wurzeln, Blättern und Beeren ernährt; Zucker und Brot kannten sie nicht. Ist unser Stoffwechselprogramm auch heute noch »steinzeitlich« programmiert und also die Steinzeitkost nach wie vor die bestmögliche Grundlage für unsere Ernährungsweise?

Oder – mit anderen Worten – können solche steinzeitlichen Kostformen, auf deren Verstoffwechselung sich die Menschen über Jahrtausende adaptiert und genetisch programmiert haben, auch heute noch als Modell einer Dauerernährung für den Zivilisationsmenschen dienen?

Es war der Facharzt Dr. Wolfgang Lutz, der diese Kost wiederentdeckte. Er führte in Österreich eine Internistenpraxis. Wegen etlicher Beschwerden, Migräne, Infektanfälligkeit und Arthrosen war er körperlich oft behindert. Bei einem Besuch der Höhlen Südfrankreichs beeindruckten ihn die wunderbaren Höhlenbilder, die unsere Vorfahren, die Eiszeitjäger, dort zur Beschwörung der Götter für ihr Jagdglück angebracht hatten. Diese Jäger und Sammler waren enorm leistungsfähig, obwohl sie zur Ernährung fast ausschließlich Wildfleisch mit (Omega-3-reichem) Fett, Wurzeln, Blätter und Beeren verwenden konnten. Davon beeindruckt kam Lutz die Idee, ob nicht auch der moderne Mensch durch eine solche Kost seinen Zivilisationsleiden entgegentreten könnte.

Zurück zur Ernährung unserer Vorfahren

Sofort (1958) begann er selbst mit einer weitgehend kohlenhydratarmen Diät. Schon in Kürze ging es ihm großartig. Seine Migräne verschwand, der Haarausfall und seine Arthrosen kamen zum Stillstand. Schon bald konnte er wieder unbehindert gehen und arbeiten. In der Folge entwickelte er für sich und seine Patienten eine Ernährungslehre, nach der sich die Menschen wieder so ernähren sollten, wie es unsere Urväter, die Jäger und Sammler, getan haben.

Tatsächlich verloren viele seiner Patienten dadurch in kurzer Zeit verschiedenste, oft schon ausgeprägte Zivilisationskrankheiten, von Übergewicht, Herz-Kreislauf-Leiden, Bluthochdruck, Diabetes bis zum

fortschreitenden Zahnausfall. Vor seiner
Diät musste Lutz immer wieder seine
kariösen Zähne behandeln lassen.
Nach der Kostumstellung blieb die Karies
völlig aus.

Durch die kohlenhydratarme Lutz-Diät
lassen sich besonders eindrucksvolle Ergebnisse bei Verdauungs-Stoffwechsel-
leiden erzielen. Dies ist insbesondere bei
so schweren Erkrankungen wie Colitis
ulcerosa (Geschwürleiden des Dickdarms)
und dem ansonst ebenso fast unheilbaren
Morbus Crohn (fistelbildende Darment-
zündung) der Fall. Überzeugend erweist
sich die Auswirkung dieser Diät auch bei
sämtlichen Risikofaktoren von schlechten
Laborwerten bis zur Fettsucht.

Merkmale der Lutz-Diät

Es sind alle Proteinprodukte wie Fleisch,
Fisch, Geflügel, Eier sowie Fette und alle
Gemüse in beliebigen Mengen gestattet.
Gleichzeitig sind nicht mehr und nicht
weniger als 6 Broteinheiten von Kohlen-
hydraten pro Tag zu verzehren. Eine

> ## WISSEN
>
> ### Der Zusammenhang zwischen Ernährung und Karies
>
> Die Urmenschen hatten zwar keine
> Zahnbürsten, aber dennoch – wie
> wir von ihren Skeletten wissen –
> tadellose Zähne. Die Paläanthropo-
> logen wissen daher auch, wenn sie
> einen Schädel mit kariösen Zähnen
> ausgraben, dass dieser aus einer viel
> späteren Zeit stammen muss, in der
> bereits ungünstige Kohlenhydrate
> verzehrt wurden.

Broteinheit entspricht ½ Semmel oder
15 Gramm Mehl, Haferflocken oder
Knäckebrot oder 20 Gramm Weißbrot.
Die meisten Gemüse- und Obstarten (mit
Ausnahme von süßem Obst) wurden in die
Beschränkung nicht einbezogen. Da zur-
zeit der Entwicklung dieser Diät der Glyx
noch nicht existierte, hat Lutz noch alle
ungünstigen Kohlenhydrate erlaubt, allerdings in den sehr bescheidenen Mengen
von 6 Broteinheiten pro Tag.

Die Blutgruppenkost

Die Lutz-Diät stimmt weitgehend mit der Blutgruppenkost des amerikanischen Heilpraktikers Peter D'Adamo für die Blutgruppe Null überein. Man kann davon ausgehen, dass beide unabhängig voneinander zu den gleichen Resultaten gekommen sind. Die Blutgruppe A weist hingegen eine andere Struktur als die der Blutgruppe Null auf.

Die vernichtenden Kommentare der Deutschen Gesellschaft für Ernährung über die Blutgruppenkost hielten uns nicht davon ab, uns selbst ein Bild zu verschaffen. Seither fragen wir – und neuerdings auch befreundete Kollegen – alle Patienten nach ihrer Blutgruppe. Dabei vergleichen wir ihre Ernährungsvorlieben, Verträglichkeiten und Bedürfnisse mit der jeweiligen Blutgruppenkost. Am besten lässt sich dies bei Patienten gegen Ende ihrer Fasten-Diät-Kur feststellen, da sie zu dieser Zeit besonders sensibel ihre echten Bedürfnisse verspüren.

Die bisherigen Ergebnisse zeigen, dass bei der Mehrzahl aller Befragten – aber nicht bei allen! – deutliche Übereinstimmungen zwischen ihren Blutgruppen und den dazu angegebenen wichtigsten Kostrichtlinien vorhanden sind. Darunter verstehen wir aber nicht die von D'Adamo angegebenen detaillierten Rubriken von »sehr bekömmlich«, »neutral« und »zu vermeiden«, auch nicht seine leicht widerlegbare Theorie über »Lektine, die das Blut angreifen« sollen, sondern allein die nachstehend be-schriebenen grundsätzlichen Hinweise. Sie beziehen sich auf die unterschiedlichen Fähigkeiten der Blutgruppenträger, bestimmte Hauptnahrungsmittel besser oder schlechter verdauen zu können.

Vier-Schritte-Kost und Blutgruppe Null

Die Richtlinien für Personen der Blutgruppe Null besitzen keinen Widerspruch zu denen der Vier-Schritte-Kost. Im Gegenteil, sie stellen nichts anderes als eine in die mögliche Bandbreite der Vier-Schritte-Kost passende, strenge Variante dar. Sie ist sehr arm an mäßig- und ungünstigen Kohlenhydraten, aber relativ reich an Proteinen, guten Fetten und günstigen Kohlenhydraten. Der Grund für diese Kostform ergibt sich aus der Tatsache, dass das Verdauungssystem unserer Steinzeitvorfahren

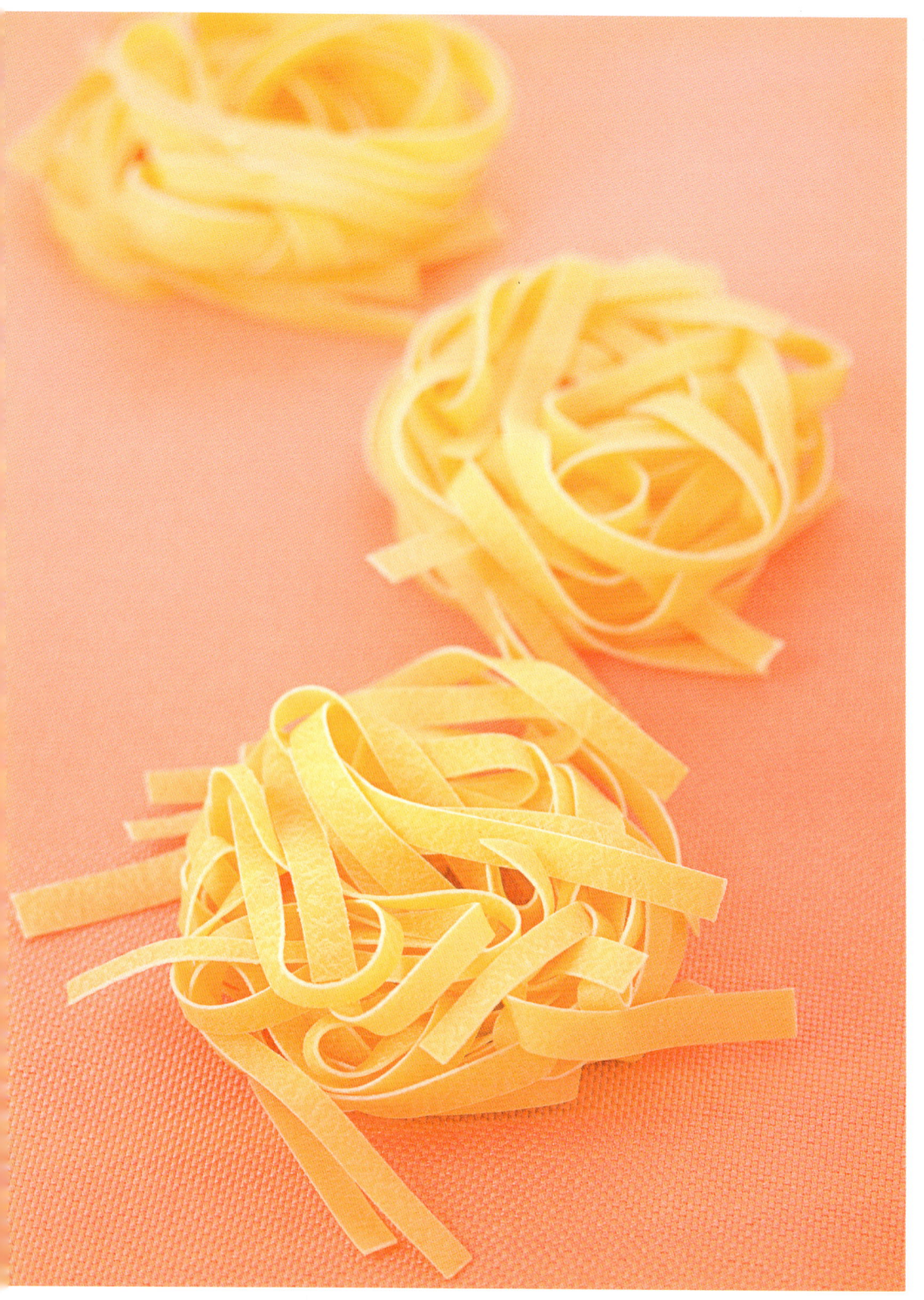

nur für die Verarbeitung der damals gebotenen eiweiß- und fettreichen Kost mit geringen Anteilen an günstigen Kohlenhydraten ausgerüstet war. Zur Verdauung dieser Kost wurde und wird eine starke Magensäureproduktion benötigt. Über diese verfügt auch heute noch die Mehrzahl aller Personen der Null-Gruppe.

Ein ausreichender Verzehr an Fisch, magerem Fleisch, Geflügel und Meeresfrüchten, aber nur wenig Kohlenhydrate wie Getreide und Hoch-Glyx-Produkte helfen diesen Menschen ziemlich rasch, die daraus entstehenden Beschwerden zu heilen oder zu vermeiden. Kombinieren Sie die Fisch- und Fleischgerichte immer mit größeren Gemüse- und/oder Salatbeilagen sowie mit kalt gepresstem Oliven-, Raps- oder etwas Leinöl.

Der Verzehr von ausreichend Gemüse und Obst ist zur Aufrechterhaltung eines ausgeglichenen Säure-Basen-Haushalts sehr wichtig. Auch Übergewichtige sollen großzügig kalt gepresste Pflanzenöle verwenden.

Milchprodukte

Da unsere Steinzeitvorfahren mit Kuhmilch und ihren Produkten keinen Kontakt hatten, ist auch das von ihrer Null-Gruppe geprägte Verdauungssystem für die richtige Verstoffwechselung der Milch nicht gut ausgerüstet. Eine Ausnahme davon machen wegen ihres Fettgehalts Butter und Sahne, auch Schafjoghurt, Schaf- und Ziegenkäse, Sojamilch und -käse sowie Tofu. Tofu ist ein hervorragendes Produkt mit hohem Eiweißgehalt. Auch die Mischung von ¼ Sahne mit ¾ Wasser (= Sahnemilch), jeweils frisch gemischt, hat sich als Kuhmilchalternative bewährt. Bei Laktoseunverträglichkeit gibt es inzwischen alle Milchprodukte laktosefrei zu kaufen.

Getreidesorte

Besonders der Null-Typ soll Getreideprodukte mit höherem Glyx möglichst sparsam verwenden. Weizenprodukte und weizenhaltige Erzeugnisse werden oft nicht gut vertragen. Dies gilt mitunter auch für Mais, Cornflakes (Glyx 84), wei-

> # WISSEN
>
> ## Säureproduktion und Beschwerden
>
> Menschen mit starker Säureproduktion neigen, vor allem beim Verzehr vieler ungünstiger Kohlenhydrate, zu Magenbeschwerden und Gärungsprozessen im Darm. Sie bekommen leicht einen Überschuss an Magensäure, Sodbrennen, Luftaufstoßen, Völlegefühl, Gastritis, Reflux-Krankheit bis zu Magen-Darm-Geschwüren. Auch der geschwürbildende Helicobacter pylori und andere Folgen der Säurebelastung wie Karies, Stuhlprobleme, gichtigrheumatische Veränderungen bis Osteoporose oder überschüssige Insulinproduktion mit Übergewicht können auftreten.

FALLBEISPIEL

Allergische Reaktionen auf Weizenmehl

Verkäuferin, 32 Jahre, leidet seit 2 Jahren an Augenschmerzen. Die Augenbindehäute sind entzündet, hochrot, geschwollen und schmerzhaft. Sie fühlen sich trocken, wund und rau an, wie mit Sand bestreut. Die Patientin hat alle Augenärzte der Umgebung konsultiert und sämtliche einschlägigen Augentropfen und mehrere Medikamente verwendet. Dennoch verschlechtert sich ihr Zustand bis zu erschwertem Sehen.
Die Verkäuferin hat Blutgruppe Null. Da sie in einer Bäckerei arbeitet und selbst viele Weizenprodukte verzehrt, erhält sie den Rat, in ein gerade frei werdendes Büro überzusiedeln und die Auszugsmehle total aus ihrem Speiseplan zu streichen.
Nach 3 Wochen geht es ihr entschieden besser. Sie fühlt sich von großer Angst um ihre Augen befreit und führt danach eine ambulante Mayr-Kur mit anschließendem Übergang auf die Vier-Schritte-Kost durch.

ßen Reis, Reiswaffeln und alle sonstigen Kohlenhydrate mit höherem Glyx. Viel günstiger sind Dinkel, Roggen, Roggen-Knäckebrot, Gerste, Amarant, Buchweizen, Quinoa und Naturreis. Aus Quinoa lassen sich beispielsweise köstliche Breigerichte herstellen (siehe Rezeptteil).

Es gibt zahlreiche Fälle mit allergischen Erscheinungen von Hautjucken, Lidödemen, Schleimhautschwellungen und anderen Symptomen, die wie der vorige Fall ihre Ursache in der Unverträglichkeit bestimmter ungünstiger Kohlenhydrate haben.

Gemüse und Obst

Die allermeisten Gemüsesorten stellen einen wertvollen und wegen ihrer basischen Wirkungen einen unersetzlichen Bestandteil jeglicher Blutgruppen- und der Vier-Schritte-Kost dar. Dagegen werden alle säuernden Obstsorten schlechter vertragen, wie beispielsweise Zitrusfrüchte, besonders Orangen, Mandarinen, Rhabarber und säuernde Beerenfrüchte wie Erd- und Johannisbeeren. Diese sollten nur in geringer Menge verzehrt werden.

Etliche der säuernden Obstsorten entfalten zwar nach kompletter Verstoffwechselung basische Eigenschaften, sie wirken aber zuvor schon als Basenräuber, da sie nämlich schon beim Kauen in der Mundhöhle den Zähnen und später dem Darm basische Mineralstoffe entziehen. Nach dem Kauen fühlen sich die Zähne oft wie stumpf an und der Dünndarmsaft verliert an basischen Werten, was dann leicht zu Darmspasmen führt.

Zu viel Rohkost gerät besonders beim Null-Typ im Magen-Darm-Trakt in Gärung. So entscheidet über den an sich hohen Wert

FALLBEISPIEL

Vegetarische Ernährung kann auch negativ wirken

Psychotherapeutin, 40 Jahre, leidet seit mehreren Jahren an anfallsartig auftretenden Krämpfen der Finger beider Hände. Ihre Finger fühlen sich dann wie tot an, sehen weiß wie Leichenfinger aus, um sich danach dunkelblaurot zu verfärben und heftig zu schmerzen. Bei dieser sogenannten Raynaud-Krankheit genügt ein leiser Windhauch, auch im Hochsommer, um Krämpfe auszulösen.

Diese Erkrankung wird von der Schulmedizin als »Neurose der Gefäße« erklärt. Der Dame hat jedoch bislang nichts geholfen. Vor ihrer Erkrankung war sie in einem Bio-Hotel mit vegetarischer Vollwertkost tätig und hatte seither »aus Gesundheitsgründen« hauptsächlich vegetarisch gelebt. Trotz Erklärung, dass sie sich als Null-Gruppe-Typ falsch ernährt, bleibt sie ungläubig. Dennoch steigt sie schließlich versuchsweise wegen ihrer Hypo-Anfälle und ihres Übergewichts auf die Null-Gruppen-Ernährung um.

Nach 3 Wochen geht es ihr gewichtsmäßig viel besser, die Hypos bleiben aus und – woran niemand zuvor gedacht hätte – ihre Raynaud-Krämpfe sind verschwunden und treten seither auch im kalten Winter nicht mehr auf. Auch das häufige Frösteln ist einem beständigen angenehmen Wärmeempfinden gewichen. Die angebliche Gefäß-Neurose ist durch »bloße Kostumstellung« verschwunden.

---

der Rohkost vor allem die Menge, und wie diese verzehrt wird. Abends, wenn der Mensch und sein Verdauungsapparat müde sind, soll Rohkost wegen der Gärungsneigung gemieden werden. Besonders der Null-Typ muss auf das gründliche Kauen und Einspeicheln von Rohkost achten.

Obstsäfte aller Art werden mit Recht für alle Blutgruppen nach der Mayr-Lehre grundsätzlich abgelehnt. Diese Säfte können nicht in der Mundhöhle gekaut und eingespeichelt und damit nicht vorverdaut werden. Sie geraten daher, auch schon in geringen Mengen, im Magen-Darm-Trakt in Gärung. Mayr schrieb: »Wäre Safttrinken die naturgewollte Art des Obstgenusses, dann hätten wir von der Natur aus in der Mundhöhle anstelle der Zähne einen Mixer.«

Nüsse und Samen

Wertvolle Quellen für pflanzliches Eiweiß und gutes Fett bieten sich in Nüssen und Samen an. Dazu gehören Walnüsse, Mandeln, Kürbiskerne, Sesamsamen, Sonnenblumenkerne und Esskastanien. Achten Sie jedoch darauf, dass Sie keine ranzigen Nüsse verzehren.

Umstellung

Die Umstellung auf die Vier-Schritte-Kost und besonders auf ihre strengste Variante, auf die von mir anerkannten Teile der Null-Gruppen-Ernährung, kann zu den verschiedensten, oft überhaupt nicht erwarteten Resultaten führen.

Dass in jedem Krankheitsfall eine ärztliche Beratung unerlässlich ist, muss als selbstverständliche Voraussetzung auch jeder diätetischen Therapie deutlich betont werden. Eine weitere wichtige Voraussetzung ist die Esskultur nach Mayr. Dazu gehören gründliches Kauen und Einspeicheln jedes Bissens sowie Bescheidenheit in der Menge der Nahrungszufuhr. Die verzehrte Menge bestimmt den Grad der Bekömmlichkeit und Heilwirkung einer Kost. Zu viel zerstört den Wert – auch der besten Nahrung.

Säurespender und Säurelocker

Alle säuerlichen Zutaten in der Speisezubereitung sind für die Null-Gruppe ungünstig. Dazu gehören Essig, Apfelessig, Balsamico-Essig, Tomatenketchup, Kombucha, Most, sauer eingelegte Lebensmittel und säuerliche Kräutertees wie Früchte- oder roter Malventee. Nicht zu empfehlen sind auch alle Industrie- und Sportgetränke (wie Cola) sowie mit Kohlensäure angereichertes Mineralwasser. Die meisten Kräutertees werden gut vertragen, auch Tee und Rot- oder Weißwein können in bescheidenen Mengen konsumiert werden. Alkoholika sind aber als Kohlenhydrate zu

bewerten. Ungünstig für die Null-Gruppe ist auch Bohnenkaffee. Er fördert die Insulinsekretion. Er enthält Kaffeesäuren und regt die Magenschleimhaut zur übermäßigen Säureproduktion bis zur Magenübersäuerung an. So ist er Säurespender und Säurelocker zugleich.

Die schädlichsten Säureproduzenten entstehen aber besonders durch Gärungsprozesse von gärungsfreudigen Speisen, und zwar dann, wenn eine solche Kost im Übermaß genossen und dann im Magen und Darm vergoren wird. Dazu gehören vor allem zuckerhaltige Backwaren und die kurzkettigen Kohlenhydrate wie Weißmehlprodukte sowie zu große Mengen gärungsfreudiger Obstsorten, roh oder als Kompott. Als Folgen treten Übersäuerung, Völlegefühl, Blähungen und Selbstvergif-

WISSEN

Bildung von Gärungsgiften

Gärungsprozesse, die sich einmal im Darm eingenistet haben, lassen sich nicht so leicht wieder beseitigen. Die Gärstoffe bleiben stellenweise wandständig im Darmkanal liegen und wirken als »Starter« für weitere Vergärung aller nachkommenden gärfähigen Speisen. Ein solcher Starterprozess ist auch von der Milch bekannt. Wird eine Milchkanne nicht sorgsam gereinigt, beginnen schon kleinste Milchreste darin zu gären. In der Folge wird jede nachkommende frische Milch in Kürze ebenfalls sauer.

tung aus dem Darm auf. Man kann das – oft schon von Weitem – am Gasbauch erkennen.

Es ist heute ein weitverbreiteter Irrtum, dass die Säurebelastung des Organismus bei Rheuma, Gicht, Osteoporose, Cellulitis und anderem allein auf den Überkonsum von tierischem Eiweiß zurückzuführen ist. Der meist wichtigere Verursacher der Übersäuerung des Organismus findet sich in der Bildung von Gärungsgiften durch unverdaute Kohlenhydrate im Verdauungskanal. Hier findet sich die Hauptursache der chronischen Säurebelastung des heutigen Zivilisationsmenschen.

Auf die Kostumstellung mit Null-Gruppen-Diät sprechen die Menschen mit Gesundheitsproblemen, die durch saure chronische Gärungsprozesse im Magen und Darm verursacht werden, meist rasch und dankbar an. Dabei handelt es sich meist um Beschwerden wie Sodbrennen, Blähungen, Völlegefühl, Seitenstechen, säuerliche, breiige Stühle, entzündete Hämorrhoiden sowie säurebedingte Belastungen von Leber, Galle und Bauchspeicheldrüse mit Übergewicht, erhöhte Blutfette und Herzinfarkt.

Zu den mit Säurebelastung zusammenhängenden Krankheiten gehören auch Zahnfleischentzündungen, Karies, gichtig-rheumatische Erkrankungen, Osteoporose, Pilzbefall und Durchblutungsstörungen an Koronar- und Hirngefäßen. Auch hier ist eine Kostumstellung zur Beseitigung der Gärungsprozesse notwendig.

Fleischverträglichkeit

Nicht selten erklären Patienten, sich bisher vor allem von Kohlenhydraten ernährt zu haben, da sie Fleisch nicht gut vertragen würden. In Wirklichkeit vertragen sie aber die ungünstigen Kohlenhydrate in der Kombination mit Fleisch schlecht. Verzehren Sie Fleisch nur mit einer Gemüsebeilage und verzichten auf eine süße Nachspeise (wie bei der Trennkost), dann vertragen sie fast ausnahmslos mäßige Fleischmengen sehr gut.

Weitere Empfehlungen für Blutgruppe Null

Nach all unseren Erfahrungen legen wir diesen Menschen noch zwei Anwendungen ans Herz:
- Die Anwendung von Basenpulver als Nahrungsergänzung Die starke Neigung der Null-Gruppen-Personen zu Säurebelastung, Übersäuerung, Säurekrankheiten oder Überreizung der Bauchspeicheldrüse mit Insulinüberproduktion wird durch Gaben von Basenpulver deutlich vermindert.
- Die Anwendung von Pflanzen, die die Kohlenhydratverdauung unterstützen (siehe S. 80)

Vier-Schritte-Kost und Blutgruppe A

Auch die Richtlinien für die Blutgruppe A passen in den Rahmen der Vier-Schritte-Kost. Sie stellen dabei hinsichtlich des Konsums an mäßig günstigen Kohlenhydraten, insbesondere an Getreideprodukten, die mildeste Variante aller Blutgruppen-Kostformen dar.

Die Null- und die A-Gruppe sind die beiden am häufigsten vorkommenden Blutgruppen. Sie unterscheiden sich aber auch am stärksten voneinander. Während das Verdauungsmuster der Null-Gruppe durch vermehrte Säurebildung im Magen gekennzeichnet ist, herrscht bei der A-Gruppe eine eher geringe bis zu geringe Magensäureproduktion vor.

Der A-Typ zieht daher gerne eine mehr pflanzlich ausgerichtete Kostform und vor allem möglichst naturbelassene Lebensmittel vor. Er ist an Fleisch- und Kuhmilchprodukten weniger interessiert, da diese ihn leicht belasten. Industrielle Nahrungsmittel und Fertigprodukte lehnt er meist instinktiv und zu Recht ab.

Getreide

Menschen der A-Gruppe vertragen Getreide- und sonstige Kohlenhydratprodukte von allen Gruppen am besten. Ihre Inselzellen der Bauchspeicheldrüse weisen zumeist eine höhere Kohlenhydrat-Toleranzgrenze auf. Auch Sie sind aber nicht vor einem Hyperinsulinismus mit Übergewicht und dessen weiteren Konsequenzen gefeit. Allerdings muss dem eine intensivere Belastung, vor allem durch Hoch-Glyx-Kohlenhydrate, vorangehen. Da in letzter Zeit immer mehr Süßwaren produziert und konsumiert werden, gibt es zunehmend mehr Übergewichtige in der A-Gruppe. Auch Personen der A-Gruppe sind nicht immun gegen die weitverbreiteten fettarmen Kohlenhydrat- und andere »Bomben«.

Der A-Typ verträgt, in vernünftigen Maßen genossen, Brot, Gebäck und Teigwaren gut. Auch Hirse, Mais, Hafer, Sojabrot, Reis (ungeschält), Dinkel, Knäckebrot, Roggenbrot, Buchweizen, Amarant, Gerste, Quinoa und Kamut werden zumeist gut vertragen.

Ungünstig sind – wie für alle Gruppen – die industriell bearbeiteten Nahrungsmittel, abgepackte Reis-Gemüse-Mischungen, Fertiggerichte und Ähnliches.

Kartoffeln

Das Verdauungsmuster der A-Typen ist auch gut für die Verdauung der Kartoffel ausgerüstet. Da Kartoffeln einen hohen Glyx aufweisen, sollte man aber jeweils nur eine kleine Portion davon verzehren. Ein Mittagessen, das überwiegend aus Kartoffeln besteht, ist nicht zu empfehlen, eine Beilage von 2–3 kleinen Pellkartoffen oder einer halben großen Backkartoffel aber schon.

Gemüse

Günstig sind alle Gemüsesorten in möglichst naturbelassenem Zustand (roh oder gedünstet). Das gilt auch für Karotten, deren glykämische Last für 100 g bei 2 liegt.

Für Personen der A-Gruppe ist pflanzliches Eiweiß besonders wichtig, wobei alle Sojaprodukte an erster Stelle stehen. Tofu, kurz mit Gemüse und Gewürzen wie Ingwer, Sojasoße oder Knoblauch angebraten, soll als besonders benötigte Proteinquelle häufig verzehrt werden. Das gilt auch für Würzmittel auf Sojabasis wie Tamari (ostasiatische Soße aus fermentiertem Reis), Miso (Sojabohnenpaste) und Sojasoße.

Fisch

Fisch entspricht dem A-Typ meist besser als Fleisch. Auch die pflanzlichen Eiweißquellen werden von vielen dieser Gruppe als besonders bekömmlich bezeichnet.

Milchprodukte und Eier

Während Vollmilcherzeugnisse und Eier nicht sehr geschätzt werden, sind fermentierte Milchprodukte wie Joghurt, Sauermilch, Kefir sowie Ziegenrohmilch sehr beliebt. Sojamilch und Sojakäse sind ausgezeichnete Alternativen für Vollmilcherzeugnisse. Dazu gehören auch Ziegen- und Schafskäse und -joghurt, Farmerkäse, Mozzarella, Ricotta und Schmelzkäse.

Obst, Fette, Nüsse, Hülsenfrüchte

Obst ist auch für die A-Gruppe sehr wichtig, ebenso die großzügige Verwendung von kalt gepresstem Olivenöl, besonders bei Salaten oder Gemüse. Auch Raps- und Leinsamenöl (Letzteres in geringer Menge) werden gut vertragen.

Erdnüsse, Erdnussbutter, Kürbiskerne beinhalten wichtige Eiweißbestandteile. Sie sollen vom A-Typ regelmäßig verzehrt werden. Auch Esskastanien, Mandeln, Haselnüsse, Pinienkerne, Sonnenblumenkerne, Walnüsse und das ebenfalls eiweißreiche Lupinienmehl sind zu empfehlen. Der A-Typ benötigt relativ viel pflanzliches Eiweiß.

Fleisch

Viele Personen des A-Typs legen wenig Wert auf den Konsum von Fleisch. Wenn sie Fleisch verzehren, dann bevorzugen sie weißes Fleisch oder Fisch. Ungünstig sind alle Fertigprodukte, Schinken, Wurst und Aufschnitt. Diese enthalten Nitrate, die bei Personen mit wenig Magensäure reizen und die Entstehung von Magenerkrankungen fördern können. Da Personen dieser Gruppe tierisches Eiweiß oft nur in kleineren Mengen gut verdauen können, sollte jeder Überkonsum an tierischer Proteinkost vermieden werden. Achten Sie darauf, ab welcher Menge die gute Bekömmlichkeit und leichte Verdauung enden und bereits ein Überkonsum eintritt. Die Grenze ist individuell verschieden, ihr Überschreiten immer ungünstig.

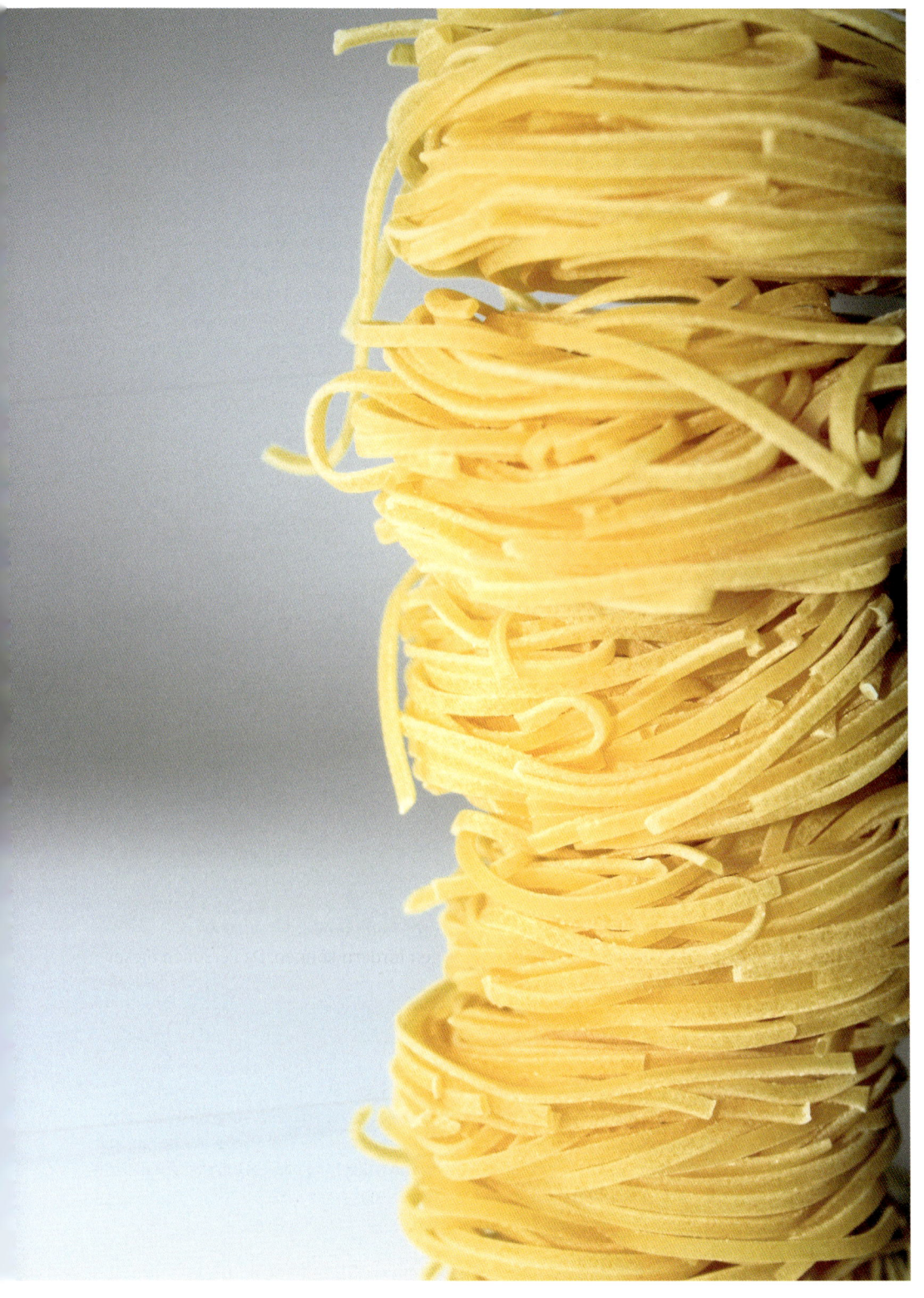

Zu viel Proteinkost führt beim A-Typ anscheinend häufiger als bei anderen zu Fäulnisprozessen im Dünndarm. Dabei entstehen toxische Fäulnisprodukte wie Indikan, Putrescin, Cadaverin (eine Leichengiftart), die eine schleichende Selbstvergiftung aus dem Darm verursachen können. Dabei treten penetrant nach Fäulnis, also aashaft riechende Winde und Stuhlausscheidungen auf. Meist lässt sich dann eine entzündliche Kotbauchform (siehe S. 56) gut erkennen.

Heilkräuter können die Eiweißverdauung unterstützen und die körpereigenen proteinverdauenden Fermente aktivieren. Dadurch werden Zersetzungssubstanzen desinfiziert und die Neubildung von Fäulnisgiften bekämpft (siehe S. 80). Die Kombination ungünstiger Kohlenhydrate und Proteine in einer Mahlzeit ist immer schlecht.

Blutgruppen B und AB

Blutgruppe B. Auch die grundsätzlichen Richtlinien für Personen der Blutgruppe B passen problemlos in den Rahmen der Vier-Schritte-Kost. Der B-Typ, der seltener vorkommt als Menschen mit Blutgruppe Null und A, zeigt viele Ähnlichkeiten mit dem Null-Typ. Er verträgt Fleischkost gut. Milchprodukte wie Joghurt, Kefir und Hüttenkäse verträgt er von allen anderen Gruppen am besten. Gegen Erkältungskrankheiten soll sein Immunsystem abwehrfähiger als bei anderen Blutgruppen-Typen sein. Die von D'Adamo behauptete schlechte Verträglichkeit von Hühner-

fleisch konnten wir bei ihm bislang nicht beobachten.

Blutgruppe AB. Menschen mit der Blutgruppe AB gibt es erst seit etwa 1000 Jahren. Es ist die seltenste aller Blutgruppen und macht durchschnittlich etwa 2–5 Prozent der Bevölkerung aus. Die AB-Typen tragen in sich die Eigenschaften beider Blutgruppen und reagieren manchmal mehr nach der A- und manchmal mehr nach der B-Prägung oder auch nach einem Mischbild beider Prägungen.

Praktische Erfahrungen mit der Blutgruppen-Kost

Die Orientierung nach der Vier-Schritte-Kost mit der Akzentuierung auf die Richtlinien der Blutgruppen, so wie wir sie hier dargestellt haben, hat sich bei den meisten Menschen im Anschluss an die Mayr-Therapie – oder auch unabhängig davon – als befriedigend und erfolgreich erwiesen.

Die Befragung von Personen aller Blutgruppen ergab:

- Vor ihrer Kostumstellung ernährten sich die Null-Typen öfter als die anderen Blutgruppentypen besonders abweichend von ihrem genetischen Programm. Dies hängt vermutlich damit zusammen, dass die derzeit propagierte Ernährungsweise am stärksten vom genetischen Null-Gruppen-Bedarf abweicht.
- Für die Null-Typen ist die Umstellung auf ihr genetisches Programm oft eingreifender als für die anderen Typen. Sie lässt meist aber am schnellsten und überzeugendsten gesundheitliche Verbesserungen und Heilerfolge wahrnehmen.
- Personen anderer Blutgruppen, die an Übergewicht, anderen Risikofaktoren, Übersäuerung oder Magen-Darm-Geschwüren leiden, sprechen ebenfalls bestens auf die kohlenhydratärmste Form der Vier-Schritte-Kost an, die ja weitgehend der Null-Gruppen-Kost entspricht. Daher sollten sie sich nur auf diese Kost einstellen.
- Personen der A-Gruppe sind hinsichtlich der Kohlenhydrat-Toleranz privilegiert, sie vertragen vor allem Getreideprodukte am besten von allen Gruppen. Zu reichliche Hoch-Glyx-Kohlenhydrate vertragen sie aber auch nicht.
- Personen der B-Gruppe sind besonders auf Milchprodukte eingestellt, zeigen ansonsten Ähnlichkeit mit der Null-Gruppe.
- Personen der AB-Gruppe sprechen auf die Vier-Schritte-Kost gut an, und zwar dann, wenn sie sich selbst die ihnen persönlich besonders wichtig erscheinenden Stellen dieses Buches markieren und entsprechend ihr Ernährungsprogramm umstellen. Dieser Tipp gilt für alle Blutgruppen und stellt das oberste Prinzip der individuell richtigen Durchführung der Vier-Schritte-Kost dar.

Zur Mengenverteilung der Makronährstoffe

Die Kost unserer Vorfahren bestand vermutlich aus 20 Prozent günstigen Kohlenhydraten, 40 Prozent Fett und 40 Prozent Eiweiß, Sears empfiehlt 40 Prozent Kohlenhydrate, 30 Prozent Fett und 30 Prozent Eiweiß. Innerhalb diese Spielraums bewegt sich auch die Vier-Schritte-Kost.

Über die Mengenverteilung der Makronährstoffe bestehen sehr unterschiedliche Auffassungen. Zu den wichtigsten zählen:
- Nach den Forschungen der Paläopathologen dürften unsere Ur-Vorfahren, die Jäger und Sammler waren, von etwa 20 Prozent günstigen Kohlenhydraten, 40 Prozent Fett und 40 Prozent Eiweiß gelebt haben. Diese Mengenverteilung entspricht auch ungefähr der strengsten Version einer von ungünstigen Kohlen-

▼ Die Steinzeitkost, das Sears-Programm, die europäische Richtlinie und die US-Richtlinie postulieren ganz unterschiedliche Mengenverteilungen der drei Makronährstoffe Eiweiß (Protein), Fett und Kohlenhydrate. (Weitere Erläuterungen im Text.)

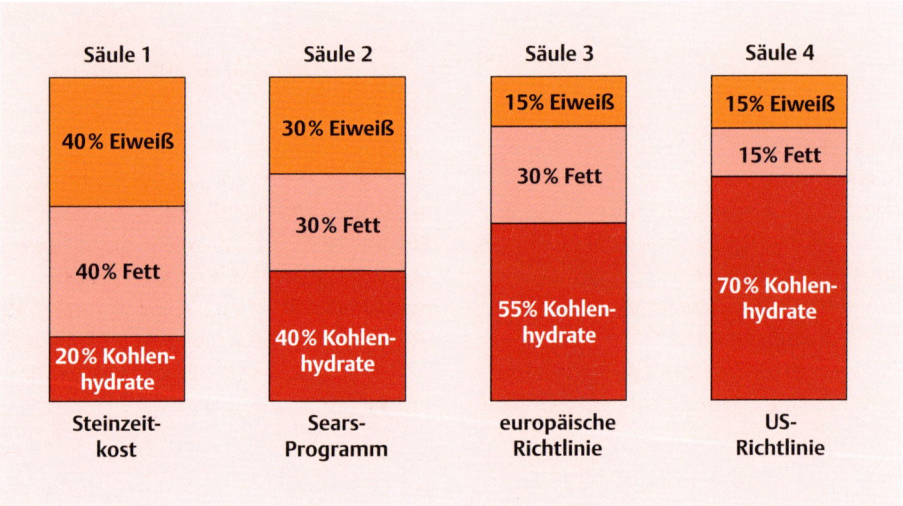

hydraten weitgehend freien Vier-Schritte-Kost. Ebenso entspricht sie der Lutz-Diät und dem Programm der Blutgruppe Null (siehe Abb., erste Säule).

- Nach den Untersuchungen des Spitzenforschers Barry Sears, der mit seiner Leistungskost einer Gruppe amerikanischer Sportler zu 8 Olympia-Goldmedaillen verhalf und mit der er außerdem hervorragende Therapieerfolge erzielen konnte, soll die optimale Kost insgesamt bescheiden und aus 40 Prozent Kohlenhydraten, 30 Prozent Fett und 30 Prozent Eiweiß bestehen. Diese Zusammensetzung entspricht ungefähr der Vier-Schritte-Kost – die ja stets einen individuellen Spielraum lässt – und die auch meist von den Angehörigen aller Blutgruppen gut toleriert wird (siehe Abb., zweite Säule).
- Nach den in Mitteleuropa gültigen Vorstellungen werden meist 55 (–60) Prozent Kohlenhydrate, 30 Prozent Fett und 15 (–10) Prozent Eiweiß empfohlen. Dies entspricht der mildesten Version der Vier-Schritte-Kost, vor allem für die Angehörigen der Blutgruppe A. Allerdings sollte hier der Anteil an vorwiegend pflanzlichen Proteinen auf Kosten der Kohlenhydrate eher noch erhöht werden (siehe Abb., dritte Säule).
- Nach offiziellen US-Richtlinien sollte sich die Bevölkerung heute mit 70 Prozent Kohlenhydraten, 15 Prozent Fett und 15 Prozent Eiweiß verköstigen. Beachten Sie den Unterschied zu unserer Ur-Kost, auf deren Verdauung wir Jahrtausende programmiert waren. Die Evolution lässt sich jedoch nicht zu so raschen und extremen Veränderungen unserer Ur-Kost und deren Verdauung antreiben. Daher können solche Experimente auf Dauer nicht ohne große Nachteile ablaufen (siehe Mastkur Amerikas sowie Abb., vierte Säule).

Wie Herr Montignac schlank und berühmt wurde

Michael Montignac war ein dickes Kind in einer Familie von lauter Übergewichtigen. Er wurde in der Schule verspottet. Und er aß mit Leidenschaft. Als er zwanzig Jahre alt war, befasste er sich mit Ernährungsfragen. Er wollte für sich eine Lösung zum Abnehmen finden. Er probierte »alle Diäten der Welt«, wie er sagte, am eigenen Leib aus – ohne jeden Erfolg. Danach hatte er Kontakt zu »angesehenen Ernährungs-Wissenschaftlern in den USA aufgenommen«, möglicherweise zu Barry Sears, der als einer der Ersten die Gefahren des hohen Kohlenhydratkonsums und der propagierten Fetthysterie klar erkannt hat. Montignac ist heute rank und schlank und wurde zu Frankreichs »Ernährungs-Guru« und ist Autor eines Bestsellers.

Abschied vom Jo-Jo-Effekt

Beeinflusst von Werbung und falschen Ernährungslehren ist der heutige Mensch oft schon so fehlprogrammiert, dass er sogar nach erfolgreichen Fastendiätkuren weitgehend ahnungs- und widerstandslos wieder in jene früheren Bahnen schlittert, in die alten Fehler, derentwegen er schon ursprünglich genötigt war, einen Weg zu einer Neuordnung, zu einem besseren Ernährungsverhalten zu suchen. Zu den alten Fehlern, im schlechtesten Fall zur Rückkehr in den alten Schlendrian, gehört auch der Jo-Jo-Effekt.

Kilos runter und wieder rauf

Durch sogenannte Crash-Kuren kann ein schnelles Abnehmen erzielt werden. Jedoch steigt oft schon das Gewicht sehr schnell wieder stark an und ist sogar manchmal dann höher als vor der Kur. Dieses wiederholte Ab- und Zunehmen ist selbstverständlich sinnlos bis schädlich. Deshalb sollten Sie alle Radikaldiäten, meist nach Anweisung in Modejournalen und Massenmedien auf eigene Faust durchzuführen, grundsätzlich meiden. Sie haben wenig gemein mit ärztlich geleiteten und individuell gestalteten gesundheitsfördernden Fastendiätmethoden. Der Übergewichtige muss schon in der Kurausleitung auf eine kohlenhydratreduzierte Ernährungsweise übergehen.

Ursachen der erneuten Gewichtszunahme

Tatsächlich gibt es auch nach besten Intensivdiäten fallweise, besonders bei stark übergewichtigen Menschen, erneute Gewichtszunahmen. Dies liegt an zweierlei:

Hyperinsulinismus. Die erste Ursache besteht in einer allzu menschlichen Schwäche, die gerade bei diesen Menschen in Essensfragen oft sehr ausgeprägt ist. Fast immer besteht hier ein schon lange Zeit zuvor entwickelter Hyperinsulinismus, der bekanntlich für zu viel Appetit bis Heißhunger sorgt. Wenn dieser Hyperinsulinismus auch nach der Intensivdiät noch vorhanden ist, weil die Diätdauer nicht ausgereicht hat, um ihn gänzlich zu beseitigen, dann wird der rasch wieder hochschnellende Insulinspiegel bald dafür sorgen, dass sie wieder zu viel essen und ihr Gewicht wieder ansteigt. Erst der langfristige Abschied von Brot- und Backwaren, Pasta, Pizza und Polenta, Kartoffeln und Knödeln, Puffreis und Popcorn führt zum Abschied vom Jo-Jo-Effekt.

Kohlenhydrat-Lüge. Die zweite Ursache für eine erneute Gewichtszunahme liegt in der gängigen Fehlinformation und mangelnden Intensivaufklärung über ungünstige Kohlenhydrate und Fette. Gerade für Übergewichtige besteht nach der Intensivdiät die absolute Notwendigkeit, die Grundsätze der Vier-Schritte-Kost einzuhalten und die Esskultur nach Mayr zu pflegen.

Jo-Jo-Effekt auch bei Beschwerden

Es gibt noch eine Variante zum Jo-Jo-Effekt: Nicht die Pfunde gehen hinunter und wieder hinauf, sondern auch ganz bestimmte Beschwerdebilder. Sie verschwinden völlig während der Intensivdiät, treten aber etliche Zeit danach wieder auf. Schuld daran ist meist die anschließende Ernährungsweise, die falsch programmiert und nicht individuell gestaltet ist.

Immer wieder neu dazulernen

Es ist bekannt, dass alle Kulturreligionen ihren Gläubigen nahelegen – und dies seit Jahrtausenden –, einmal im Jahr aus gesundheitlichen und religiösen Gründen ihren Leib einer inneren Reinigung zu unterziehen und durch das Fasten zu lernen, sich naturgemäßer – also seiner eigenen Natur gemäßer – zu ernähren und damit eine Erneuerung von Körper und Seele zu erreichen.

Folglich sollten Sie
- nicht länger der Kohlenhydrat-Lüge folgen und ungünstige Kohlenhydrate stark einschränken,
- konsequent gutes Kauen und die gesunde Esskultur pflegen,
- auf die Verwendung günstiger Fette achten, dieses Buch noch einmal von vorne lesen und persönliche Fehler in Ihren Ernährungsgewohnheiten entdecken und
- immer wieder versuchen, Ihre persönlich beste Kostform zu finden. Nur Ihre beste Individualernährung ist Ihre Optimalernährung!

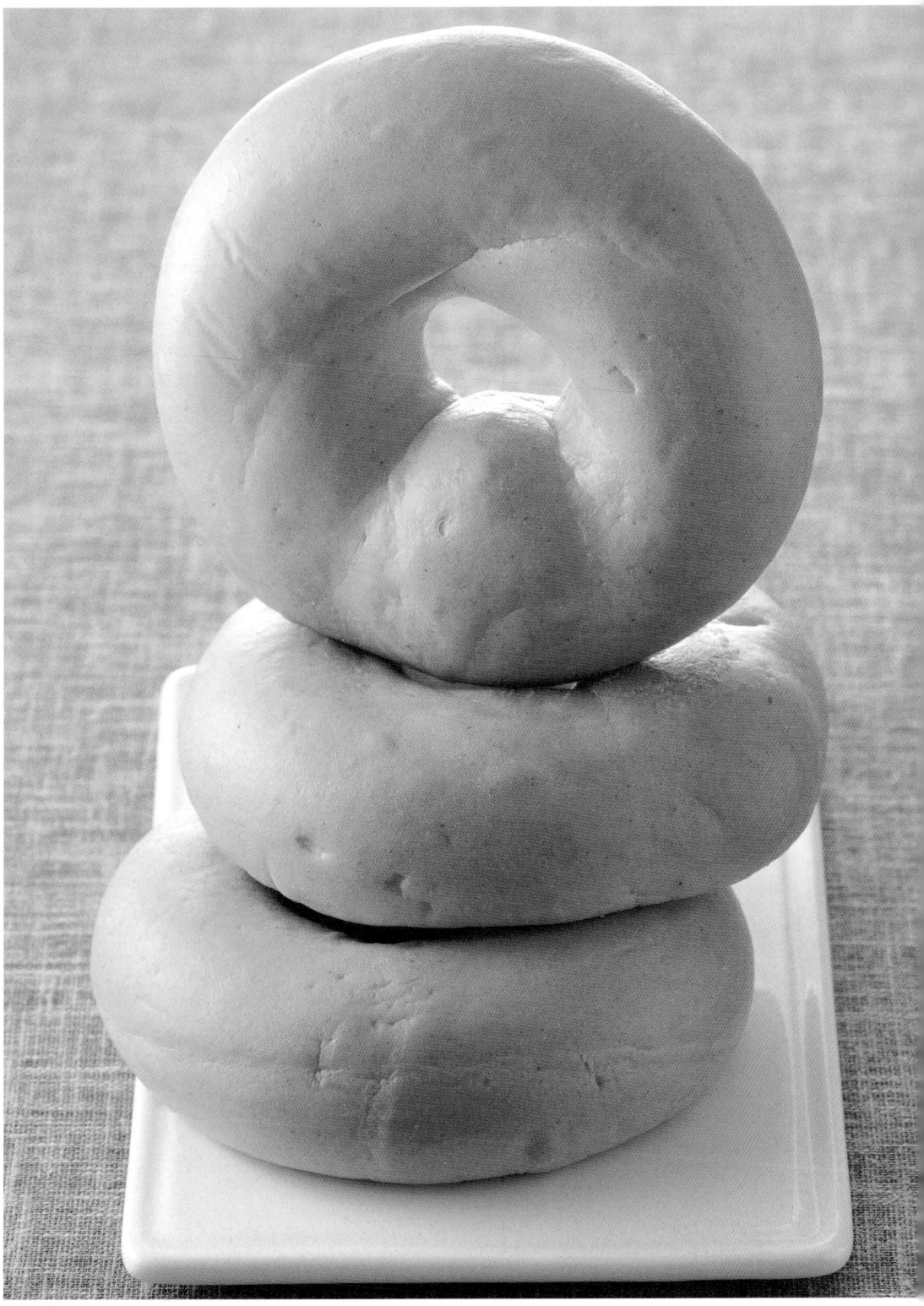

Individuelle Ernährung nach F. X. Mayr

Das Ziel der F. X.-Mayr-Idee und -Lehre sind das Erreichen und das Erhalten eines optimalen Gesundheitszustandes. Der Weg dazu führt über eine naturgemäße Ernährung. Darunter ist eine Ernährung zu verstehen, die der Natur jedes einzelnen Individuums gemäß ist.

Die Grundsätze der F. X.-Mayr-Lehre

Wie man nicht alle Menschen mit der gleichen Elle messen kann, so kann man auch nicht für alle Menschen ein gleichermaßen gültiges, detailliertes Ernährungsprogramm aufstellen. Daher gilt als Leitlinie: Die beste Nahrung ist die individuell passende Nahrung.

Die Ursachen für die verschiedenen Nahrungsbedürfnisse der Menschen liegen teilweise im unterschiedlichen Maß an körperlichen Leistungen und psychologischen Faktoren, wie es bei Trost-, Frust- und Kummeressern zum Ausdruck kommt. Sie liegen aber noch mehr in den verschieden angelegten, angeborenen und erworbenen Fähigkeiten der jeweiligen Verdauungs- und Stoffwechselorgane. Außerdem bestehen beim durchschnittlichen Zivilisationsmenschen durch die schon angeführte Wohlstandsernährung bedingte chronische Verdauungsschwächen und -schäden, wie sie F. X. Mayr und seine Schüler mittels der von Mayr entwickelten Diagnostik längst an vielen Tausend Patienten nachgewiesen haben.

Die engen Zusammenhänge von Ernährungs- und daraus folgenden Verdauungsfehlern mit fast allen erdenkbaren Krankheiten sind alles andere als neu. Heute klagt schon jeder Zweite über Verdauungsprobleme oder andere Symptome, die – auch wenn er es nicht ahnt – mit Fehlernährung und einem mangelhaft funktionierenden Verdauungssystem zusammenhängen. Dementsprechend ist der chronische Verdauungsschaden schon längst zum Zivilisationsschaden Nummer eins geworden.

In dieser Situation setzt die Lehre von F. X. Mayr an. Sie weist 2 miteinander eng zusammenhängende Programmlinien auf:

WISSEN

Verdauungsschäden

Bei vielen Menschen bleiben Verdauungsschäden mehr oder weniger lange Zeit unbemerkt. Bei anderen machen sie sich durch verschiedene Symptome wie Gärungs- oder Fäulnisprozesse der eingenommenen Kost im Darm oder als Fernsymptome überall im Körper unangenehm bemerkbar. Bei einer großen Zahl von Beschwerden und Erkrankungsformen wird aber nicht an den kränkelnden oder kranken Darm mit seinen Fernsymptomen gedacht und die wahre Ursache die längste Zeit nicht oder gar nicht behandelt.

1. die Schon- und Säuberungstherapie zur Gesundung der Verdauungs- Stoffwechselorgane und
2. die Empfehlung zur gesunden Neuorientierung der Ernährungsweise.

Wenn Sie die bisherigen Anregungen dieses Buches, die auf Sie persönlich zutreffen und die Sie vielleicht schon markiert haben, in die Tat umsetzen wollen, dann haben Sie oft schon die schwierigste Entscheidung auf dem Weg zu Ihrem individuellen Ernährungsprogramm getroffen. Die Durchführung der von Ihnen als für Sie wichtig erkannten Anregungen wird dann wahrscheinlich auch Ihnen großteils viel leichter erscheinen, als Sie sich vorher gedacht haben. Bitte bedenken Sie, dass bereits kleine, aber wichtige Änderungen in Ihrer Ernährungsweise zahlreiche Beschwerden oder Erkrankungen erst

gar nicht entstehen lassen und auf schon bestehende Probleme ihren günstigen Einfluss oft in staunenswerter beglückender Intensität ausüben können.

Wenn Sie aber schon durch ein Leiden betroffen sind, dann lassen Sie den Arzt entscheiden – wenn möglich, einen Mayr-Arzt –, dessen Therapie für die Mehrzahl der Zivilisationsleiden eine ausgezeichnete naturgemäße Ganzheitsbehandlung darstellt. Im Anschluss daran wirkt sich die Vier-Schritte-Kost besonders günstig aus. Erfahrungsgemäß erhöht sich die Motivation zur konsequenten Anwendung der Vier-Schritte-Kost immer mehr, je deutlicher sich mit der Zeit günstige Auswirkungen einstellen, wie mehr Wohlbefinden und Vitalität und weniger Gewicht und Bauchumfang.

Die Kardinalfehler unserer Ernährungsweise

Gehen wir noch mal auf die einzelnen Kardinalfehler ein und beginnen bei dem ersten und wichtigsten.

Zu schnelles Essen

Es ist deshalb ein Fehler, weil zu große Bissen und zu große Einzelmengen, die wir schlucken, ohne sie zuvor gründlich mit den Zähnen zu zermahlen und mit Speichel zu vermischen, die Magenverdauung belasten und verzögern.

In der Mundhöhle soll ja die Vorverdauung der Nahrung durch die Zermahlung mit den Zähnen und die Vermischung mit dem Verdauungssaft Speichel erfolgen. Er ist es, der mit seinen Fermenten die chemische Spaltung der Nährstoffe einleitet. Hastiges Essen und Hinunterschlingen belasten aber nicht nur Magen und Darm, sondern auch Leber und Bauchspeicheldrüse. Sie werden zu gesteigerter Sekretion gezwungen und stören so die komplexen Verdauungs- und Hormonreaktionen, die unser Wohlbefinden insgeheim beeinflussen. Die Speicheldrüsen sind außerdem so etwas wie ein Zündknopf zur Einleitung der gesamten Verdauungsvorgänge. Wenn dieser Zündknopf nicht richtig aktiviert wird, was beim üblichen Hinunterschlingen der Mahlzeit meist der Fall ist, kommen die nachgeordneten Verdauungsabläufe erst nach und nach in Gang, was die chemischen und hormonellen Abläufe der Umwandlung der Nahrungsstoffe negativ beeinflusst.

Gründlichstes Kauen und Einspeicheln jedes Bissens ist also erste wichtige Voraussetzung für eine gesunde Verdauung. Im Sinne der Mayr-Ernährungstherapie kommt noch ein weiterer Gesichtspunkt dazu: Wer hastig, schlampig und gierig isst, der verzehrt auch immer zu große Mengen. Er merkt nicht, wann er aufhören soll. Die Sättigung stellt sich dann viel zu spät ein. Daher nimmt das schnelle Essen den ersten Platz von allen »Sünden falscher Ernährungsweise« ein.

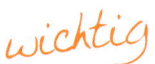

Unsere Ernährungsfehler sind:
- Wir essen zu schnell.
- Wir essen zu viel.
- Wir essen zu oft.
- Wir essen zu spät.
- Wir essen zu schwer.

Zu reichliches Essen

Der nächste, weitverbreitete Fehler ist zu reichliches Essen. Die Mehrzahl aller Zivilisationsbürger isst zu schnell und folglich auch zu viel. Jedes Zuviel aktiviert das Speicherhormon Insulin, oder es verfällt in Ma-

gen und Darm leicht der Gärung oder Fäulnis. So entstehen Völlegefühl, Blähungen und andere Verdauungsprobleme. Die Zersetzungsgifte gelangen teilweise auch ins Blut und schwächen den Zustand empfindlicher Organe und den Allgemeinzustand. Die Zersetzungsprodukte von überreichlichen Mahlzeiten verringern den Wert der Nährstoffe und erhöhen damit den Bedarf an weiterer Nahrungszufuhr. Dies gilt insbesondere für den Verzehr von zu viel Kohlenhydraten, aber auch von Proteinen. Es führt zum Hyperinsulinismus, macht schlapp und schläfrig, führt zum »zwingenden Büroschlaf« oder zum Einnicken vor dem Flimmerkasten. Zu den Mechanismen des menschlichen Verdauungssystems, die das Essbedürfnis stillen, gehören das gründliche Kauen und das dadurch geförderte rechtzeitige Sättigungsgefühl.

Rechtzeitiges Aufhören mit dem Essen soll am besten schon vor dem Eintritt des Sättigungsempfindens stattfinden. Die verzehrte Menge bestimmt den Grad der Bekömmlichkeit. Alles, was zu viel ist, zerstört den biologischen Wert der Nahrung. Daher ist die Pflege des halb vollen = halb leeren Bauches die ideale Voraussetzung für eine optimale Ernährung.

Zu häufiges Essen

Wenn wir schon wieder essen, bevor der Magen mit der vorigen Mahlzeit fertig geworden ist, ist das besonders ungünstig. Der Magen ist dann nämlich außerstande, die neu hinzukommende Kost ebenfalls richtig zu verdauen. Das Verlangen nach

Naschereien zwischendurch, nach nächtlichen Kühlschrankbesuchen oder Fernsehknabbereien nach dem Abendessen ist oft die Folge eines verkehrten Kreislaufes. Dies beginnt mit schlampig-hastigem Essen, das zum Verzehr zu großer Mengen führt, was wieder im Magen-Darm-Trakt Zersetzungen und neuerlichen Hunger hervorruft und nach weiterer Nahrungsaufnahme verlangt.

Die Pausen zwischen den Mahlzeiten sollten 4–5 Stunden betragen. Das ist die Zeitspanne, die der Magen zumeist benötigt, um sich zu entleeren und für eine neue Nahrungsaufnahme vorzubereiten. Trinken Sie anstelle von Zwischenmahlzeiten allgemein bekömmliche Getränke, am besten gutes Quellwasser, kohlensäurefreies mineralarmes Tafelwasser oder dünn gebrühten Kräutertee.

Nur bei sehr schlanken, untergewichtigen und verdauungsschwachen Personen sollte eventuell ein anderer, individuell günstigerer Rhythmus gefunden werden. Kleine Zwischenmahlzeiten können sich in solchen Fällen als hilfreich erweisen, wobei aber die Hauptmahlzeiten so klein sein müssen, dass vor der Zwischenmahlzeit bereits wieder ein Verlangen nach Essen vorhanden ist.

Zu spätes Essen

Die optimale Verteilung der Nahrungsmengen folgt der Regel: Frühstücken wie ein König, Mittagessen wie ein Bürger, Abendessen wie ein Bettler. Abends ist der

> ## WISSEN
>
> ### Was tun gegen Heißhunger?
>
> Der häufig beklagte Heißhunger zwischen den Mahlzeiten ist ein Krankheitszeichen bei Hyperinsulinismus. Es ist jedoch falsch, gleich etwas zu essen, und noch schlechter, Süßes zu verzehren. Sie können den Heißhunger mit Trinken und einem gehäuften Teelöffel Basenpulver auf ¼ Liter Wasser in wenigen Minuten beseitigen. Basenpulver beruhigt die basenhungrige Bauchspeicheldrüse und stoppt weitere Insulinüberproduktion. Gleichzeitig soll aber der verursachende Konsum an ungünstigen Kohlenhydraten weitgehend reduziert und der Verbrauch an guten Fetten erhöht werden. Am besten ist hier aber eine reguläre Mayr-Kur.

Zeitpunkt, an dem der Organismus – und sein Verdauungssystem – müder als sonst ist. Es wird mangelhafter verdaut, mehr Kost im Magen-Darm-Trakt zersetzt und vermehrt Fett gebildet. Ein üppiges Abendessen vor dem Schlafengehen stellt somit für die abends müden Verdauungsorgane eine unphysiologische Belastung dar. Mayr hat die Menschen, die sich am späten Abend den Magen voll schlagen, mit einem Lokomotivführer verglichen, der seine Lokomotive erst mit Kohlen aufheizt und dann in den Schuppen stellt. Das Abendessen soll daher nicht zu spät, aus leicht verdaulicher Kost und ohne gärungsfreudige Rohkost sein.

WISSEN

Dinner-Cancelling – abends fasten

Moderne Ernährungsmediziner greifen auf den Rat F. X. Mayrs zum Teil- bzw. Vollfasten am Abend zurück, nennen das »Dinner-Cancelling« und empfehlen es für mehr Kraft, weniger Kilos und als »Jungbrunnen« (neudeutsch: Anti-Aging-Strategie). Ab 16 Uhr sollte keine Nahrungsaufnahme mehr erfolgen, aber stündlich 1–2 Tassen Kräutertee (wie Johanniskrauttee) in kleinen Schlucken getrunken werden. Die meisten fühlen sich daraufhin topfit.

Wer morgens keinen Hunger verspürt, hat abends einfach zu viel gegessen. Wenn Sie hingegen abends sehr bescheiden oder fallweise oder sogar regelmäßig nichts essen, dann werden Sie besonders gut schlafen und sich morgens erfrischt, gut gelaunt und voll Tatendrang fühlen. Sie haben morgens einen guten Appetit und finden den natürlichen Rhythmus, der mit dem »Frühstücken wie ein König« beginnt.

Zu schweres Essen

Vermeiden Sie alle Speisen, die schwer verdaulich zubereitet werden. Dies sind in erster Linie Zubereitungsformen wie in Fett ausbacken, frittieren, einbrennen, panieren, Produkte aus Schweinefleisch und alle individuell schlecht vertragene Nahrungsmittel und Zubereitungsar-

ten. Schränken Sie den Konsum schlechter Fette und ungünstiger Kohlenhydrate weitestgehend ein.

Bevorzugen Sie anstelle schwerer Vollkornbrote Vollwertprodukte. Vollwert bedeutet einen so geringen Ausmahlungsgrad des Mehles, dass ein hochwertiger Mineralstoffgehalt im Produkt erhalten bleibt, wobei jedoch das Allergröbste an Ballaststoffen, das die zarten Verdauungsschleimhäute oft zu stark belastet, eine Verfeinerung erfährt. Meiden Sie dagegen alle Getreideprodukte mit einem intensiven Ausmahlungsgrad, der zum Verlust des Mineralstoffgehaltes führt. Das Gleiche gilt für Weißmehlprodukte.

wichtig

Wer vollwertige Getreidekost bevorzugt, muss für gründlichstes Kauen sorgen. Viel Getreide bedeutet auch viele Kohlenhydrate und ein Überwiegen an den relativ ungünstigen Omega-6-Fettsäuren. Es bedeutet auch mehr Insulin im Blut und für die Bauchspeicheldrüse einen vermehrten Insulinstress.

Zu wenig zu trinken

Gutes Wasser ist ein unersetzliches Ur-Lebensmittel. Es dient der Erhaltung der Gesundheit und der Verlängerung eines gesunden Lebens. Je nach Gewicht soll man 1,5–2–3 Liter täglich gutes Wasser trinken. Wenn Sie Mineralwasser bevorzugen, dann bitte ohne Kohlensäure, und bei Kräutertees jene, die nicht säuern. Kräutertee aus einer einzigen Pflanze ist meist günstiger als eine Kombination. Bohnenkaffee, Industriegetränke sowie Alkohol und Fruchtsäfte sind keine gesunden Getränke!

Zu geringe Flüssigkeitszufuhr führt zu mangelhafter Toxinausschwemmung von Darmgiften und Umweltschadstoffen. Besonders zu empfehlen ist, morgens gleich nach dem Aufstehen 2 Glas Wasser zu trinken, ebenso tagsüber sowie etwa ½ Stunde vor jeder Mahlzeit. Damit regen Sie die Bildung der Verdauungssäfte und die Gesamtverdauung an. Stuhlverstopfung ist eine häufige Folge von zu geringer Wasserzufuhr.

Die Schon- und Säuberungstherapie nach F. X. Mayr

Es handelt sich hierbei um eine tief eingreifende fastendiätetische Heilmethode zur Schonung, Reinigung, Entschlackung und Wiederertüchtigung der Verdauungsorgane. Diese wirkt sich dann regenerierend-erneuernd auf den Gesamtstoffwechsel und auf den ganzen Menschen aus. Seine Ernährung verbessert sich danach mithilfe der neu belebten Eigeninstinkte in Richtung individuelles Optimum.

In jedem Fall muss eine solche grundlegende, körperlich und seelisch einwirkende Methode mit einem in Diagnostik und Therapie voll ausgebildeten Mayr-Arzt durchgeführt werden. Dieser empfiehlt dann je nach Befund und Bedürfnis die für den Einzelnen jeweils günstigste Diätstufe.

Die Entstehung des Gasbauches

Jeder ständige, zu reichliche Konsum an Kohlenhydraten von Normal-, Über- und Untergewichtigen kann vom Magen-Darm-Trakt vieler Menschen nicht mehr ordnungsgemäß verarbeitet werden. Die Übermenge bleibt im feuchtwarmen Verdauungskanal bei 37 Grad Celsius liegen und fällt der Zersetzung anheim. Es tritt ein Vergärungsprozess ein, bei dem sich – wissenschaftlich nachgewiesen – verschiedene vorwiegend gasförmige Gärungsgifte und Fuselalkohole bilden. Diese erzeugen eine gasförmige Auftreibung der Gedärme. Da Gas leichter als Luft ist, sehen wir beim Stehenden eine entsprechende Vorwölbung des Oberbauches und im Extremfall eine mächtige ballon- oder kugelförmige Ausbuchtung des gesamten Bauches.

Beim ausgeprägten Gasbauch spricht man gerne vom »Fettbauch« oder man sagt dazu auch »Bierbauch« oder »Kartoffelbauch«. Die letzten zwei Bezeichnungen können sogar zutreffen, da sowohl zu viel Bier als auch Kartoffeln durch ihren hohen Glukosegehalt sehr gärungsfreudig sind und die Gasbildung im Bauch entsprechend fördern.

Alle diese abnormen Bauchformen verändern die gesamte Körperhaltung. Die Vorderlastigkeit durch die Vorwölbung des

Gasbauches muss zur Aufrechterhaltung der Statik durch eine entsprechende Buckelbildung am Rücken kompensiert werden (siehe Abbildung S. 34).

Mögliche Kurformen nach F. X. Mayr

Heil- oder Teefasten nach Mayr. Diese Kur wird vorzugsweise stationär durchgeführt.

Milchdiät nach Mayr. Dabei stehen je nach Wunsch entweder Süß- oder Sauermilch, Joghurt, Schafs- oder Ziegenjoghurt, Mandel-, Reis- oder Sojamilch mit altbackenen Dinkelbrötchen oder -fladen zur Auswahl. Da dieses weitgehend durchgetrocknete Kurgebäck zum langsamen Essen zwingt, stellt es einen idealen Kau- und Einspeichelungstrainer dar. Jeder kleinste Bissen muss mit Speichel total verflüssigt werden. Man verzehrt davon nur so wenig, das es die Schonung der Verdauungsorgane und auch der Inselzellen nicht stört, aber die Verdauungskraft der Speicheldrüse enorm erhöht.

Erweiterte Milchdiät. Dabei kommen je nach individuellen Bedürfnissen in Betracht: Quark, Schafskäse, Hüttenkäse, Butter oder Alsan, Putenschinken, weich gekochtes Ei, Breie, Basensuppen, Kartoffel-Gemüsesuppen oder Aufstriche sowie 1–2 Teelöffel kalt gepresstes (Oliven-)Öl.

Milde Ableitungsdiät (MAD). Bei der MAD werden in kleinen Mengen je nach Bedürfnis besonders verdauungsschonend zubereitete, geschmackvolle Basen-Gemüsesuppen empfohlen, außerdem gedämpftes Gemüse, magere Fleisch- und Fischarten und Ölzugaben. Die Auswahl erfolgt wunschgemäß je nach den Möglichkeiten der jeweiligen MAD-Stufe. Die Palette der Gerichte ist reichhaltig und dennoch therapeutisch durchaus wirkungsvoll. Die milden Kurvarianten bewirken ebenfalls, allerdings entsprechend langsamer, die erwünschte Reinigung, Entschlackung, Entsäuerung und Wiederertüchtigung der Verdauungsorgane. Die Vorgangsweise und die Rezepte finden Sie in den Büchern *Milde Ableitungsdiät* und *Schnell & einfach: Milde Ableitungsdiät*. Alles Wesentliche über die strengeren Kurformen ist in dem Standardbuch *Die Darmreinigung nach F. X. Mayr* beschrieben. Für die Ernährungsumstellung nach der Kur empfehlen wir das Buch *F. X. Mayr – Die gesunde Ernährung* danach.

Kurwiederholung

Wer einmal erfolgreich gekurt hat, der wiederholt meist gerne von Zeit zu Zeit einen solchen »Gesundheitsservice«. Dies entspricht auch der jahrtausendealten Empfehlung aller Kulturreligionen, einmal im Jahr zu fasten, um Körper und Seele einer inneren Reinigung und Erneuerung zuzuführen.

Kuranzeigen

Besonders bewährt haben sich »Gesundheitsüberholung« von Noch- und Halbgesunden, Darmreinigungs-, Entschlackungs-, Leber-, Gallen- und Nierenleiden, Übergewicht, Hochdruck, Herzerkrankungen und andere Risikofaktoren, abnorme Cholesterin-, Blutzucker-, Fettstoff-, Harnsäure- und weitere Laborwerte, Migräne, Rheuma und Arthritis.

Das Kurziel ist die weitestmögliche Beseitigung und Heilung von Beschwerde- und Krankheitszuständen mit der deutlichen Anhebung des ganzheitlichen körperlich-seelischen Befindens, der Abwehrkraft und Vitalität. Darüber hinaus kommt es auf die Wiedererweckung der Eigeninstinkte an, die dem Kurenden als seine urgegebenen »Wähler der Nahrung« am besten raten können, welche Kost sein Organismus im Besonderen benötigt. Wenn seine Instinkte durch Fasten genügend sensibilisiert werden konnten, dann weiß er gefühlsmäßig viel sicherer als bisher, was und wie viel Nahrung er braucht. Dies führt automatisch zum zweiten Programm von F. X. Mayr.

Die Ernährungsweise umstellen

Unsere Speisen stellen Arzneimittel dar, die wir – meist dreimal täglich – bis ans Lebensende zu uns nehmen. Diese Speisen können aber erst von dem Moment an ihre Wirkung entfalten, in dem sie in den Mund gelangt sind. Denn erst da ist der Anfang des wirklichen Ernährungsprozesses. Erst wenn die Speisen in der Mundhöhle zerkleinert und vorverdaut werden und im Magen-Darm-Trakt ihre komplexen Verdauungs-, Stoffwechsel- und Hormonreaktionen auslösen, und erst wenn sie in ihre Grundbestandteile (Glukose, Amino- und Fettsäuren) gespalten und dem Blut übergeben sind, können sie die Zellen mit Kraft und Energie beliefern und letztlich einen stärkeren Einfluss auf Ihren Körper und Ihre Gesundheit ausüben als irgendein vom Arzt verschriebenes Medikament.

Bitte beachten Sie, dass jede Übermenge an Nahrung ebenso schlecht ist wie die Überdosis eines Medikamentes. Legen Sie nicht nur Wert auf die optimale Auswahl Ihrer Nahrung, sondern auch auf die kultivierte Einnahme Ihrer Nahrung. Dies ist die Voraussetzung für eine gesunde Neuorientierung.

Die Regeln der Esskultur nach Mayr

- Jeder Bissen ist gründlichst zu kauen und einzuspeicheln. Dies gelingt nur bei ruhigem, langsamen und gemütlichen Essen, bei der Konzentration auf den jeweiligen Bissen und bei bewusstem Genießen. Daher sollen alle Mahlzeiten ohne Hast und Eile, ohne große Konversationen und ohne andere, die Freude am Essen störende Faktoren einhergehen. Üben Sie genussvolles »Kaujogging«. Und – bitte nie mehr hinunterschlingen!

- Die verzehrte Menge soll so bescheiden sein, dass sie von der eigenen Verdauungskapazität noch leicht umgesetzt werden kann. Sie darf die Verdauungsorgane nicht unmäßig belasten und schon gar nicht überfordern. Sie erspüren die richtige Menge nur, wenn Sie richtig kauen und beim ersten Auftreten eines diskreten, leichten Sättigungsgefühls die Mahlzeit beenden. Dann fühlen Sie sich nach der Mahlzeit nicht belastet, sondern frei und beschwingt.

- Im ermüdeten Zustand sollten Sie tunlichst keine Nahrung zu sich nehmen. Wenn Sie müde sind, dann ist es auch Ihr Verdauungsapparat, und der ist dann nicht leistungsfähig. Wenn Sie aber trotzdem essen und vielleicht sogar recht viel, weil sich im ermüdeten Zustand der Sättigungsreflex nicht meldet, dann müssen Sie mit fehlerhafter Nahrungsumsetzung und Bildung von Zersetzungsprodukten im Magen-Darm-Trakt rechnen. Dies gilt vor allem für große Mahlzeiten am Abend.

Für die Esskultur gilt der alte Spruch: Zeige mir, wie, wie viel und was du isst, und ich sage dir, wie und was du bist.

Häufige Fragen

Ist die Mayr-Kur eine Voraussetzung für die Vier-Schritte-Kost?
Nein. Aber eine Generalreinigung des Verdauungstraktes ist wie eine Generalinspektion bei Ihrem Fahrzeug. Je besser Sie mit Ihrem Fahrzeug umgehen, das heißt also, je besser Sie Ihre Ernährung gestalten, desto weniger notwendig ist eine Generalinspektion wie durch die Mayr-Kur. Sie müssen aber die auf Sie zutreffenden Anregungen in diesem Buch möglichst konsequent einhalten.

Ich habe bisher 3 Mayr-Kuren mit Erfolg durchgeführt, aber einige Monate danach ging mein Gewicht wieder hinauf. Was ist daran schuld?

Wenn Sie im Anschluss an die Kur den Glyx mehr beachten und weniger ungünstige bis mittelwertige Kohlenhydrate verzehren und stattdessen mehr gute Öle verwenden, werden Sie voraussichtlich den Kurerfolg auch hinsichtlich Ihres Gewichtes gut halten oder noch weiter verbessern.

Ich bräuchte dringend eine gesamte Gesundheitsverbesserung, bin aber beruflich zu sehr belastet, um eine Mayr-Kur oder auch nur irgendeine Einschränkung im Essen durchhalten zu können. Was kann ich tun?
Eine Mayr-Kur können Sie auch in einem Kurhaus anstelle eines Urlaubes durchführen, was Ihnen wahrscheinlich gesundheit-

lich viel mehr als ein reiner Urlaub bringen wird. Sie können sich aber auch anhand des Buches ein »sanftes Programm« erstellen, indem Sie nur einige Ihrer leicht abstellbaren Fehler vermeiden und dazu die eine oder andere auf Sie zutreffende Anregung – wie die Esskultur – einbauen.

Bedenken Sie: Bereits kleine, aber wichtige Änderungen in Ihrer Ernährung können viele sich eventuell anbahnende Erkrankungsprozesse zur Rückbildung bringen und auf bestehende Probleme einen günstigen Einfluss ausüben.

Ich habe Blutgruppe Null und befolge die Richtlinien aus dem Buch *Vier Blutgruppen* mit Erfolg. Ich habe den Eindruck, dass Sie sich davon teilweise distanzieren?
Ja, wir können nur bestätigen, was sich an etlichen Hundert Personen bislang als zumeist zutreffend erwiesen hat. Aber auch da gibt es Abweichungen. Die grundsätzlichen Richtlinien dafür in diesem Buch bieten nur die Möglichkeit an, sich mit diesen, für viele zutreffenden, aber nicht für alle gleichermaßen gültigen Hinweise

auseinanderzusetzen und dadurch positive Anregungen zu erhalten. Wenn Sie mit der Nullgruppen-Diät »gut fahren«, so können Sie sich vermutlich durch zusätzliche Beachtung der anderen Hinweise der Vier-Schritte-Kost noch weiter aufbauen.

Was sagen Sie zu Montignac?
Vieles in seiner vor allem auf Gewichtsabnahme konzentrierten wertvollen Lehre entspricht auch den Richtlinien dieses Buches, aber gewiss nicht alles. So fehlt beispielsweise die Unterscheidung von Omega-6- und Omega-3-Fettsäuren. Das führt zur falschen Empfehlung von einseitig nur Omega-6-haltigen Mais- und Sojaölen und Sonnenblumenmargarine. So wird die beim heutigen Menschen ohnehin schon gestörte Fettbalance noch mehr verzerrt, was ungünstige Auswirkungen mit sich bringen kann. Nach Mayr würden wir auch der betonten Empfehlung von Vollkornprodukten mit Vorbehalt begegnen, da diese mit ihren oft allzu groben bis kratzenden Auswirkungen auf die empfindliche Dünndarmschleimhaut von vielen Menschen entsprechend schlecht vertragen wird.

113

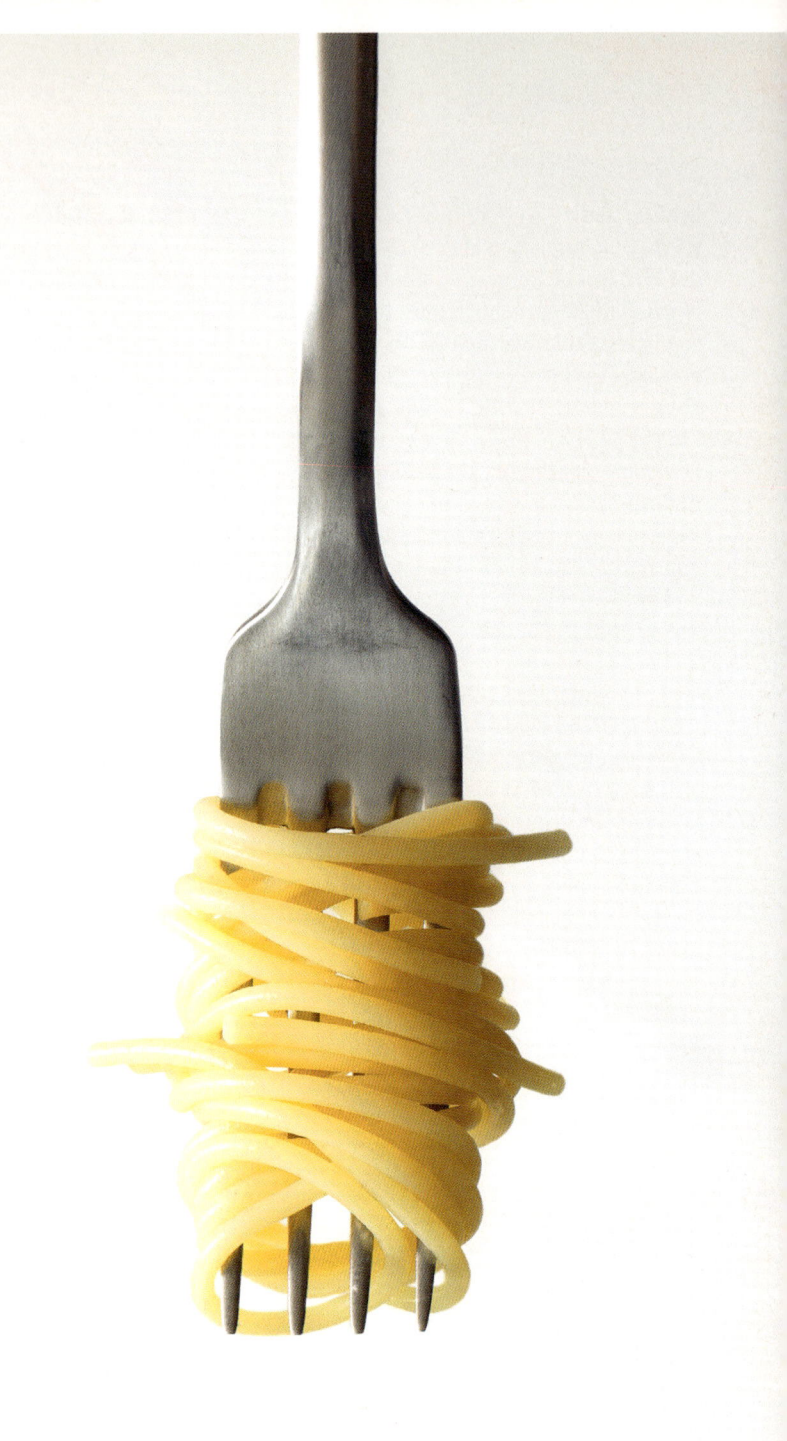

Leckere Rezepte zum Vier-Schritte-Programm

Es soll gut schmecken, lange satt machen – den Magen allerdings nicht überfüllen –, gesund sowie individuell bekömmlich sein und natürlich nicht dick machen. Wenn dies auch Ihre Ansprüche ans Essen sind, wünschen wir Ihnen viel Freude und Erfolg mit den folgenden Rezepten.

Die Ernährung individuell anpassen

Verwenden Sie möglichst basenspendende Lebensmittel wie Gemüse und/oder heimisches Obst nach Saison und frische Küchenkräuter. Denken Sie an Oliven, Avocados, Tomaten, Gurken, Paprikaschoten, Radieschen und rohe Karotten, an Äpfel, Birnen und andere säurearme Obstsorten.

Verwenden Sie günstige Fette, insbesondere hochwertiges Oliven-, Hanf- und/oder Rapsöl, eventuell mit etwas Leinöl kombiniert, sowie Oliven, Mandeln, Avocados und Macadamianüsse.

Alle Rezepte wurden – falls nicht anders angegeben – für 2 Portionen berechnet.
- EL = Esslöffel
- TL = Teelöffel

▼ Sprechen diese Frühstückszutaten Sie an? Dann ist möglicherweise die Variante 3 »Ihre« Ernährungsform.

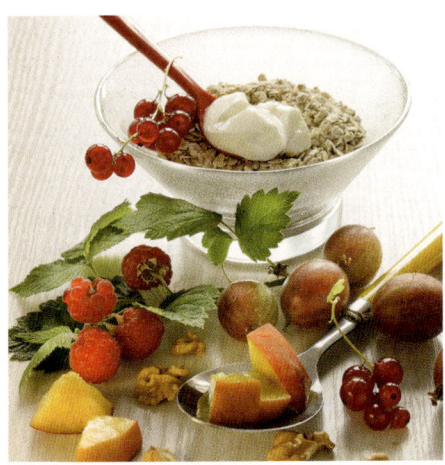

Variante 1

- Frei von ungünstigen und mäßig günstigen, relativ reichhaltig an günstigen Kohlenhydraten, Fetten und Proteinen.
- Empfohlen bei: (Neigung zu) Übergewicht, Herz-Kreislauf-Erkrankungen, Hochdruck, erhöhten Blutfettwerten und anderen Risikofaktoren; Übersäuerung des Magen-Darm-Traktes, Gicht, Rheuma und anderen Folgen der latenten Azidose (Säurekrankheiten).
- Diese Variante ist für Personen der Blutgruppe Null und B besonders geeignet.

Variante 2

- Frei von ungünstigen, eingeschränkt bei mäßig günstigen, relativ reichhaltig an günstigen Kohlenhydraten, Fetten und Proteinen.
- Empfohlen als allgemeine gesundheitsfördernde Kostformen, insbesondere, wenn Variante 1 und 3 nicht benötigt werden.

Variante 3

- Beschränkung (bis Vermeidung) in der Anwendung tierischer Proteine, insbesondere bei Fleisch und Fleischprodukten. Relativ reichhaltige Verwendung von pflanzlichen Proteinen, von Getreideprodukten, günstigen Fetten und günstig/mäßig günstigen Kohlenhydraten.

- Empfohlen bei Abneigung mancher oder aller tierischen Proteine oder diesbezüglicher ärztlicher Empfehlung.
- Variante 3 ist für Personen der Blutgruppe A besonders geeignet.

Aufstriche selbst herstellen

Als Aufstriche stehen Ihnen zur Auswahl: Omega-3-Margarine (im Reformhaus zu bekommen), Rinderschinkenaufstrich, Putenbrust-, Fisch-, Avocado-, Kastanien-, Oliven-, Brokkoli-, Portulakaufstrich, Schafs- oder Ziegenkäse pur oder als Aufstrich.

Sämtliche Aufstriche können Sie gut vorbereiten und kühl stellen. Da sie dann etwas fester werden, müssen Sie vor dem Servieren etwas Flüssigkeit dazugeben und gut aufrühren. Nehmen Sie vermehrt Omega-3-Pflanzenöle oder Margarine zu sich. Je nach Geschmack können verschiedenste Aufstriche auch mit bestem, kalt gepressten Leinöl, Hanföl oder Olivenöl angereichert werden. Butter ist diesbezüglich etwas weniger günstig und soll wegen ihres Anteils an gesättigten Fettsäuren zumindest von Übergewichtigen reduziert verwendet werden.

Aufstrich mit Fleisch oder Fisch

- Klein geschnittene Fleisch- oder Fischstücke in den Cutter (Mixer mit Messer) geben und mit den Zutaten cremig bzw. streichfähig mixen.
- Bei Bedarf etwas mehr Flüssigkeit zugeben, damit die Masse streichfähig wird.
- Weiteres Würzen – mit Salz oder Ähnlichem – erübrigt sich.

Tipp

Achten Sie stets auf beste Qualität sämtlicher Zutaten, die Sie heute auch schon im guten Supermarkt erhalten können. Sie können den mild geräucherten Schinken, die Wurst oder den Fisch anstatt zu pürieren natürlich auch im Ganzen portionsweise geschnitten mit Pesto oder gemixten Oliven und Öl servieren.

▶ Zutaten

100 g Rinderschinken (geräuchert und gekocht) oder leicht geräucherte Putenbrust oder schonend geräuchertes Forellen- oder Lachsfilet

2 EL hochwertiges Hanf-, Raps- oder Olivenöl

2 EL Sahne

1–2 EL Wasser

2 TL fein geschnittene Küchenkräuter wie Basilikum, Kerbel, Majoran oder Oregano

Tofu-Aufstrich mit Gemüse

▶ **Zutaten**

50 g Tofu oder frischer Schafstopfen (Quark) · 50 g gut reife Avocado, klein gewürfelt · gute Oliven oder Sesamkörner (in der Kaffeemühle) püriert oder 50 g Gemüse, klein geschnitten und gedämpft, wie Brokkoli oder Wurzelgemüse · 2 EL Portulak, klein geschnitten · 2 EL hochwertiges, kalt gepresstes Hanf-, Raps- oder Olivenöl · 1 EL fein geschnittene Küchenkräuter · 2–3 EL Sahne und – falls nötig – 1–2 EL Wasser · etwas Meer- oder Steinsalz · etwas fein gehackter, frischer Ingwer

- Tofu klein würfeln und im Cutter mit Öl und Wasser oder Gemüsebrühe cremig pürieren (Grundcreme).
- In eine Schüssel geben. Das Gemüse mit den Frischkräutern untermischen und mit Salz und frischem, fein gehacktem Ingwer (evtl. getrocknet aus der Mühle) würzen.

Tipp

Tofu natur gibt es als gepresstes Sojaprodukt luftdicht verpackt im Handel. Er hält sich einige Tage im Kühlschrank.

Quarkaufstrich

▶ **Zutaten**

100 g Quark (besonders auch frischer Schafs- oder Ziegenquark) · 2 EL hochwertiges, kalt gepresstes Hanf-, Raps- oder Olivenöl · 2 EL Sauerrahm und – falls nötig – 1–2 EL Wasser · 2 EL fein gewiegte, frische Küchenkräuter · 2 EL klein geschnittene Oliven, Mandeln oder Walnüsse · etwas Meer- oder Steinsalz

- Quark mit Öl, Wasser und Sauerrahm zur Grundcreme streichfähig verrühren.
- Etwas salzen, Oliven und andere Zutaten mit Kräutern untermischen.

Tipp

Eventuell mit frisch gemahlener, getrockneter Galgantwurzel, Ingwer oder Kardamom zusätzlich abschmecken. Falls Sie das Bedürfnis haben, können Sie zusätzlich Obst oder Gemüse dazu essen.

Frühstücksempfehlungen für Variante 1

Es kommen alle in diesem Buch angeführten und für Sie passenden und vielleicht schon von Ihnen markierten Lebensmittel in Betracht. Dabei soll Brot oder Gebäck besser nur in bescheidener Menge, in Form von 1–2 dünnen Scheiben eines vollwertigen (nicht weißen) Brotes, am besten Roggenbrot verzehrt werden (siehe Variante 2). Als Alternative wählen Sie einen für Sie passenden Aufstrich, den Sie mit rohen Gemüsestiften (Karotten, Sellerie, Kohlrabi), Paprikastücken oder auch Apfelspalten, eventuell mit guten Walnüssen kombiniert, einnehmen. Als ergänzende Anregung folgen nun einige Frühstücksrezepte für Variante 1.

Als Frühstücksgetränk eignen sich alle beliebigen Kräutertees von guter Qualität oder grüner Tee. Ungünstig hingegen sind säuernde Tees, wie Malve, Hagebutte oder Früchtetee.

Fleischhaltiges Frühstück

- Als kleine Vorspeise ein paar sehr gute Oliven mit Avocado- oder Apfelspalten.
- 2 Portionen frisch geschnittene Putenbrust, mild geräuchert, Rinderschinken, leicht geräuchert und gekocht, getrocknetes Bündnerfleisch, dünn geschnitten, Corned Beef oder fettarme Putenwürste (ohne Mehl und Stärkebindung).
- Sie können dazu großzügig rohe Gemüsestifte, Tomaten-, Gurkenscheiben oder Paprikaschoten essen.
- Falls Sie noch Hunger haben sollten, ergänzen Sie Ihr Frühstück mit passendem Aufstrich und mit ausreichend Äpfeln, Apfelspalten oder frischen Birnen. Auch eine Handvoll Walnüsse können Sie dazu essen.

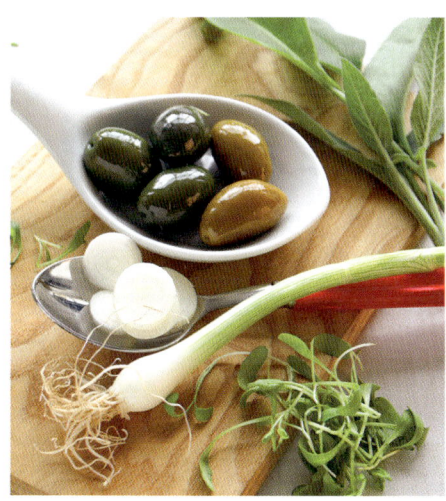

▶ Ein Frühstück mit Oliven zu beginnen mag ungewohnt erscheinen, kann aber – vor allem für Variante 1 – nur empfohlen werden.

Quinoa-Müsli

▶ **Zutaten**

200 g Quinoa (Bio- oder Reformhaus-Qualität) · 2 Äpfel, klein gewürfelt · 4 EL grob gehackte Walnüsse · 2 Orangen in Spalten filetiert · 4 EL hochwertiges Hanf-, Raps- oder Olivenöl evtl. mit 2 TL Leinöl kombiniert

- Quinoakörner im Kocheinsatz oder Dampfgerät über Wasserdampf weich dämpfen (wie Reis).
- Abkühlen lassen und dann mit geschnittenem Obst und Nüssen oder Mandeln belegen und das Öl darüber träufeln oder alles zusammen vermischen.
- Falls noch echtes, weiteres Essbedürfnis vorhanden ist, siehe obiges Beispiel, was Sie zusätzlich noch essen können!

Tipp

Quinoa-Getreide kann für 2–3 Tage vorbereitet werden. Gut zugedeckt im Gemüse-Kühlfach aufbewahren.

Fischhaltiges Frühstück

▶ **Zutaten**

100 g Wildlachs- oder Lachsforellenfilet, geräuchert, Forellenfilet, Sardinen oder Matjes-Hering · 2 Tomaten, klein gewürfelt · 2 EL hochwertiges Hanf-, Raps- oder Olivenöl evtl. mit 2 TL Leinöl vermischt · 2 EL entkernte, klein geschnittene Oliven von bester Qualität · 1 TL fein geschnittene Basilikumblätter, falls nötig 1–2 EL Wasser zum Verdünnen · Meersalz oder Steinsalz

- Alle Zutaten gründlich miteinander vermischen. Die Tomaten nur unterheben, nicht mixen.
- Sie können dazu großzügig rohe Gemüsestifte, Tomaten-, Gurkenscheiben oder Paprikaschoten essen.
- Falls Sie immer noch Hunger haben, ergänzen Sie Ihr Frühstück mit passendem Aufstrich (siehe vorn) und mit Äpfeln, Apfelspalten oder frischen Birnen. Auch eine Handvoll Walnüsse können Sie dazu essen.

Gemüsesuppe mit Fleischeinlage

▶ **Zutaten**

100 g Hühnerfleisch, klein geschnitten · 300 g frisches Wurzelgemüse, klein geschnitten · ½ l Gemüsebrühe oder Wasser evtl. mit 1 TL Streuwürze · etwas Meersalz · 1 kleiner Bund Liebstöckl · 1 TL frisch gehackter Kerbel oder Petersilie · etwas Pfeffer aus der Mühle

- Das Gemüse mit Wasser, Liebstöckl und Streuwürze aufsetzen, salzen und zum Kochen bringen.
- Etwa 5 Minuten vor dem Garwerden des Gemüses das Hühnerfleisch dazugeben und mitkochen.
- Mit Salz, Pfeffer und frischen Küchenkräutern gut abschmecken.

Tipp

Das ist ein praktisches Eintopfgericht, zu dem Sie natürlich auch andere Fleischsorten wie Pute, Lamm, Rind oder Kalb nehmen können. Ebenso können Sie zur Abwechslung weiteres Gemüse, wie Stangensellerie, gelbe Rüben, Kohlrabi, Stangenbohnen, Blumenkohlröschen oder Brokkoli mit etwas Frühlingszwiebeln in Ihr Angebot aufnehmen.

Frühstück mit Ei und Schinken

Als Vorspeise essen Sie reichlich in Scheiben geschnittene rohe Gurken, Tomaten oder Apfelspalten mit Walnüssen oder Mandeln.

▶ **Zutaten**

6 Scheiben besten Qualitätsschinken · 4 Hühner- oder 8 Wachteleier · 2 EL Raps- oder Olivenöl, warm gepresst · 2 TL hochwertiges Leinöl, kalt gepresst · Meersalz · Pfeffer aus der Mühle

- Schinkenscheiben in einer großen Pfanne mit Rapsöl beidseitig kurz anbraten.
- Eier aufschlagen und so auf dem Schinken verteilen, dass schöne Spiegeleier entstehen.
- Salzen, pfeffern und kurze Zeit zugedeckt die Eier wachsweich anziehen lassen. (Wenn der Deckel zu lange drauf ist, verliert das Eigelb die Farbe.)
- Auf einen warmen Teller heben und mit dem Leinöl beträufeln.

Tipp

Sie können den Schinken auch in kleine Würfel schneiden und mit verschlagenen Eiern zu einem Rührei zubereiten. Zusätzlich können Sie noch reichlich Paprikawürfel, Tomaten und Frischkräuter verwenden.

121

Frühstücksempfehlungen für Variante 2

Bei Variante 2 können Sie auf alle Empfehlungen der Variante 1 zurückgreifen. Als Ergänzungen kommen zusätzlich in Betracht: vollwertige Brote und Aufstriche nach Wahl. Als Getränk kann hier bereits etwas Malzkaffee oder Instantkaffee gewählt werden, falls erwünscht mit 2–3 TL Sahne angereichert. Besonders empfehlen wir die im Handel erhältlichen Roggen-Sauerteigbrote. Ebenso andere Sauerteigbrote oder Fladen aus Dinkel, Buchweizen, Amarant und Quinoa. Verzichten Sie weiter auf minderwertige Weiß- und Feinmehlprodukte einschließlich Weißbrotgebäck, wie es in allen Gaststätten meist gefrostet und aufgebacken im Körberl serviert wird.

Frühstück mit Mozzarella und Tomaten

▶ Zutaten

2 Portionen Mozzarella-Büffelmilchkäse, in Scheiben geschnitten · 2–4 Fleischtomaten · 2 EL hochwertiges Hanf-, Raps- oder Olivenöl evtl. mit 2 TL Leinöl gemischt · 2 Portionen Schinken- oder anderen Aufstrich (siehe S. 117) · 4 EL eingelegte Oliven von bester Qualität · 1 Bund frische Basilikumblätter · 2–4 Äpfel, halbiert oder in Spalten geschnitten · 2 Scheiben Roggenbrot oder -fladen

■ Abwechselnd die Mozzarellascheiben mit den Tomatenscheiben und den Basilikumblättern dazwischen großflächig auf 2 Tellern auflegen. Die Oliven darüber verteilen und das Öl darüber träufeln.

■ Die rohen Apfelspalten und das Brot dazu essen.

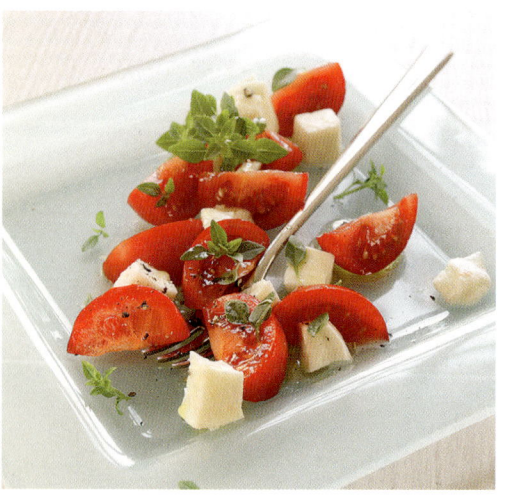

◀ Ob Sie die Tomaten mit dem Mozzarella in Scheiben anrichten oder lieber in Würfeln – wie einen Salat – mit Öl und etwas weißem Balsamico-Essig anmachen, ist reine Geschmackssache.

Frühstück mit Ei und Hüttenkäse

Als Vorspeise wählen Sie einige eingelegte Oliven mit Artischocken und rohen Gemüsestiften.

▶ **Zutaten**

2 weich gekochte Hühnereier · 1 Becher Hüttenkäse · 4 EL hochwertiges Olivenöl, kalt gepresst · 4 EL grob gehackte Walnüsse · 2 gut reife Avocados oder 2 Stück Obst nach Jahreszeit · 2 Scheiben Sauerteig-Roggenbrot evtl. mit Aufstrich oder auch mit Omega-3-Margarine

- Die Eier weich kochen.
- Den Hüttenkäse in einer Schüssel mit Olivenöl, Nüssen und eventuell Obstwürfeln mischen.
- Avocados entkernen und das Fruchtfleisch mit dem Löffel ausschaben. Klein schneiden und untermischen.

Mandelmus-Frühstück

▶ **Zutaten**

100 g Quark (aus Kuh- oder Schafsmilch) oder Tofu · 4 EL hochwertiges Hanf-, Raps- oder Olivenöl evtl. mit 2 TL Leinöl gemischt · 2–4 Äpfel, grob gewürfelt · 2 EL Mandelmus (im Handel erhältlich) · 2 EL Sauerrahm · 2 Scheiben Roggen-Sauerteigbrot oder anderes geeignetes Brot zum Bestreichen evtl. etwas Omega-3-Margarine

- Topfen oder Tofu mit der Gabel fein zerdrücken, mit Öl und Wasser gut vermischen, etwas salzen, Apfelwürfel und das Mandelmus untermischen.

TIPP

Sie können das Mandelmus auch selbst machen, indem Sie ungeschälte Mandeln im Cutter (Mixer mit Messer) mit etwas Sahne, Öl und Wasser zu einem dicken Mus pürieren.

Frühstück mit Putenwurst

- 2 Portionen Putenwurst (100 g) oder Schinkenaufstrich (siehe vorn)
- 2 Scheiben Roggen-Sauerteigbrot
- 1 Becher Hüttenkäse mit 2 EL hochwertigem Hanf-, Raps- oder Olivenöl evtl. mit 2 TL Leinöl gemischt
- 2 Portionen frische Beerenfrüchte oder Oliven
- 2 EL Mandeln, Wal- oder Macadamianüsse
- 2–4 Äpfel in Spalten geschnitten

Frühstücksempfehlungen für Variante 3

Bei dieser Variante kommen alle bisherigen Vorschläge weiterhin in Betracht, besonders das Quinoa-Müsli (Variante 1), der Avocado-Gemüseaufstrich (Variante 2), das Mandelmus-Frühstück mit Tofu (Variante 2), wie überhaupt die reichliche Verwendung von Tofu- und anderen Aufstrichen zu empfehlen ist.

Generell sind bei Variante 3 alle Arten von Getreidemüsli auch mit Sojamilch, Sojabrot, Sojakäse, Sojasauce, Tamari, Miso usw. erlaubt. Dinkelflocken-Hafermüsli, Quinoa-Getreidebrei, Buchweizen- oder Amarantbrei sind falls erwünscht ebenso möglich. Auch Sauerteig-Roggenbrot, Vollwertbrot oder Knäckebrot kann hier angeboten werden.

Fallweise können Sie auch auf ein weich gekochtes Ei, fettarme Putenwurst, Oliven- oder Fischaufstrich zurückgreifen.

Zahlreich Gebrauch machen sollten Sie jedenfalls bei guten Oliven, gut gereiften Avocados, Obst nach Saison, Mandeln, Nüssen und hochwertigen kalt gepressten Pflanzenölen.

Weiterhin beachten: Alles langsam essen, gut kauen – Esskultur trainieren!

Vorspeisen und Salate für alle Varianten

Die einfachste Vorspeise sind im Bottich eingelegte Qualitäts-Oliven mit Blattsalat, Fenchelstreifen, Wurzelgemüse, Zucchini, Auberginen, Artischockenherzen, kleinen Zwiebelchen und Ähnlichem.

Für das verwendete Salatdressing bzw. zum Anmachen für den Blattsalat oder einen gemischten Blattsalat sollten Sie nur die hochwertigsten kalt gepressten Hanföle, Walnussöl oder Rapsöle mit etwas gutem Weißweinessig oder Zitronensaft verwenden.

Fast alle nun folgenden Speisen und Gerichte bekommen Sie meist auch in guten italienischen Restaurants. Nur auf das immer eingestellte Brotkörberl mit dem Weißmehlgebäck sollten Sie verzichten. Die nun folgenden Vorspeisen sind so zusammengesetzt, dass Sie auch ohne oder mit wenig Brot gut schmecken. Daher zum folgenden Salat der Tipp:

Tipp

Versuchen Sie, im Sinne der Kohlenhydratreduktion, den Thunfischsalat völlig ohne Brot zu essen. Sie werden merken, dass es mehr Gewohnheit ist und Sie es gar nicht brauchen. Sie haben mit diesem Salat eine vollwertige Mahlzeit mit leicht verdaulichen Kohlenhydraten.

Thunfischsalat mit grünen Bohnen

▶ **Zutaten**

120 g grüne Bohnen, gekocht · 120 g Thunfisch, naturell eingelegt (nicht in Öl) · 120 g Tomaten, gehäutet und entkernt · 50 g Frühlingszwiebeln, in Scheibchen geschnitten · 2 EL entsteinte, schwarze Oliven, halbiert · 50 g Salatgurke, entkernt, in Scheiben geschnitten · je ½ Kopfsalat · Stangensellerieherz mit Grün · kleine Fenchelknolle, geschnitten · 1 Handvoll Portulak · 1 Knoblauchzehe, klein geschnitten · Meersalz · 1 EL Kapern, gehackt · 3 EL bestes, kalt gepresstes Olivenöl, Raps- oder Hanföl · 1 TL Zitronensaft · Pfeffer, grob geschrotet · 1 EL Weinessig

- Alle Zutaten in eine große Schüssel geben und zuerst trocken untermischen. So kann der Salat vor dem Servieren gut vorbereitet werden.
- Dann Öl, Essig, Kapern, Zitronensaft, Pfeffer, fein geschnittenen Knoblauch und Salz gut verrühren und den Salat damit unmittelbar vor dem Servieren gut mischen.
- Kurz ziehen lassen und appetitlich anrichten.

125

Schafskäsesalat mit Oliven und Paprika

▶ **Zutaten**

150 g milder Schafskäse, grob gewürfelt · 100 g abgezogene, entkernte und geviertelte Tomaten · 2 EL gute schwarze Oliven, ohne Kern · 1 Knoblauchzehe, fein geschnitten · je ½ rote, grüne und gelbe Paprikaschote · 30 g rote Zwiebelstreifen · 20 g Frühlingszwiebel, in Ringe geschnitten · 1 Handvoll Portulak oder Feldsalat · 3 EL bestes, kalt gepresstes Oliven- oder Hanföl · 2 EL Weinessig · Meersalz · grob gemahlener Pfeffer aus der Mühle

- Die Paprikaschoten in den heißen Backofen legen, bis sie Blasen bekommen.
- Herausnehmen, halbieren, entkernen, Samenstränge entfernen, Haut abziehen und in dicke Streifen schneiden.
- Paprikastreifen in eine große Schüssel geben und mit allen anderen Zutaten gut vermischen.
- Kurze Zeit im Kühlschrank ziehen lassen, dann servieren.

Tipp

Versuchen Sie, auch diesen Salat entgegen der Gewohnheiten ohne Brot zu essen. Sie haben damit eine vollwertige Mahlzeit mit leicht verdaulichen, günstigen Kohlenhydraten.

Portulak-Feldsalat mit Joghurt und Walnüssen

▶ **Zutaten**

je 125 g frischer Portulak und Feldsalat · 125 g Sahnejoghurt · 1 EL bestes, kalt gepresstes Raps-, Hanf- oder Olivenöl · 1–2 Knoblauchzehen · 1 EL grob gehackte Walnüsse · Saft von ½ Zitrone · Meersalz

- Portulak und Feldsalat putzen, waschen, abtropfen lassen und in Stücke zupfen.
- Joghurt mit Öl, den fein geschnittenen Knoblauchzehen, Zitronensaft, Nüssen und Salz verrühren.
- Dressing mit Portulak und Feldsalat gut vermischen. Appetitlich anrichten.

Weitere Antipasti

Versuchen Sie, aus dieser Auswahl hochwertiger Produkte und aus diesen geeigneten Anregungen Ihre eigenen Speisekreationen zu entwerfen, die Ihnen besonders gut schmecken. Beste kalt gepresste Pflanzenöle, etwas Meersalz und Weinessig mit verschiedensten Gewürzkräutern helfen Ihnen dabei:

- grüne Böhnchen mit Mozzarella und Tomaten
- Carpaccio vom Fisch
- eingelegte Pilze
- eingelegtes Gemüse

- eingelegter Mozzarella vom Schaf oder Büffel
- Schafs- oder Ziegenfrischkäse mit Oliven
- gedämpfter Fenchel mit Mozzarella
- Garnelen mit Knoblauch und Brokkoli
- Artischockenherzen oder Artischockenböden mit Garnelen
- gefüllte Oliven, gefüllte Weinblätter
- gefüllte Tomaten

▼ Die Salatgrundlage – Blattsalat mit hochwertigem Öl (und bei Bedarf etwas gutem Essig) – können Sie nach Belieben anreichern, z. B. mit Sprossen und Walnuss-Stückchen.

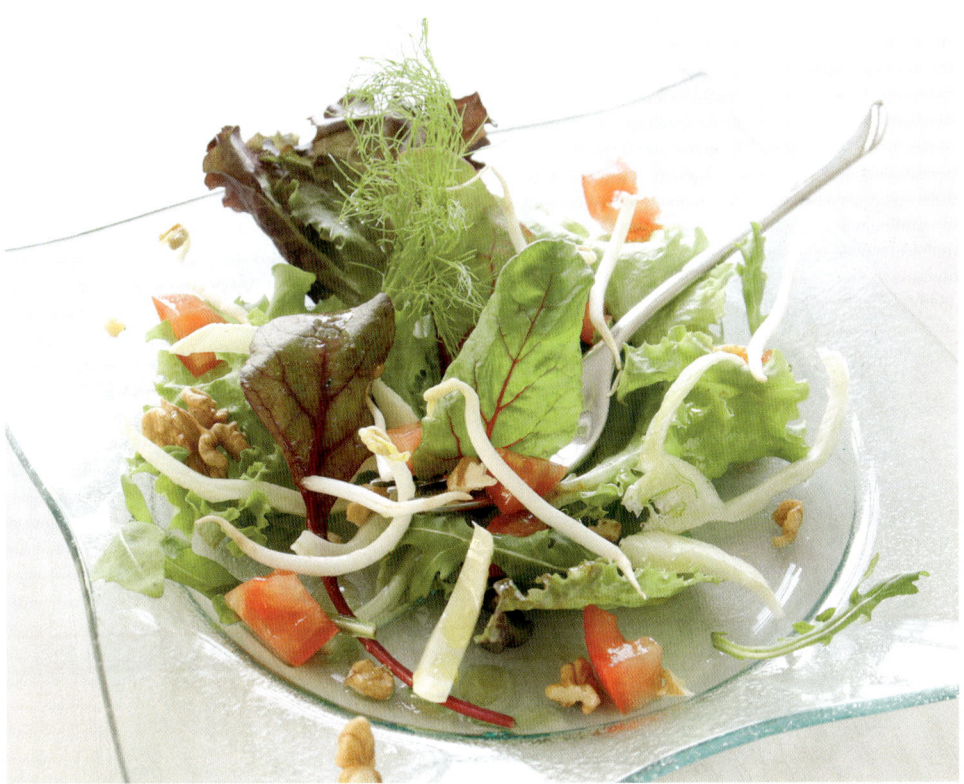

- gegrilltes, mariniertes Gemüse
- Knoblauch mit Mangold-Spinat
- marinierte Möhren, marinierte Papri-karöllchen
- marinierter Spargel mit Mozzarella und Tomaten
- marinierte Sardinen
- Büffelmilch-Mozzarella mit Tomaten
- gebratene Paprika in Olivenöl
- Roastbeef mit Salsa verde
- Saltimbocca mit Salbei, Schinken und Tomaten
- Sellerie mit Gorgonzola-Dip
- überbackene Auberginen
- überbackene gratinierte Champignons oder Steinpilze
- überbackener gratinierter Spargel, Brok-koli oder Blumenkohl

- Bohnensalat mit Thunfisch
- Bohnen-Tomaten-Salat
- Entenbrustsalat
- Putenbrustsalat
- Garnelen auf Avocadosalat
- Käse-Trauben-Salat
- Linsensalat mit Karotten
- Mailänder Salat
- Mais-Scampi-Salat
- Meeresfrüchtesalat
- Mozzarella-Rucola-Salat
- Rindfleisch-Salat
- Rucola-Spargel-Salat
- Sizilianischer Kürbissalat
- Orangensalat mit Fenchel
- Spinatsalat mit Pilzen
- Tintenfischsalat
- warmer Pilzsalat
- warmer Spargelsalat
- weißer Bohnensalat
- Zucchinisalat mit Hähnchenbrust
- Zucchini-Tomaten-Salat

Rezepte für Salate

Auch hier sollten Sie je nach Jahreszeit nur die besten, gut gereiften Lebensmittel mit hoher biologischer Wertigkeit kaufen und daraus nach Ihrem persönlichen Geschmack Ihre Salatkreationen entwerfen. Das Mischungsverhältnis können Sie selbst bestimmen. Wie bei Antipasti sollten Sie auch bei den Salaten nur mit den besten kalt gepressten Pflanzenölen, einem guten Salz und wenig Weinessig oder Zitrone arbeiten. Frische Küchenkräuter können Sie ausreichend dazu verwenden.

Das Einfachste ist immer, eine Portion Blattsalat (Eissalat, Rucola, Feldsalat, Lollo-Rosso oder Endiviensalat) mit einem guten Dressing aus ⅔ hochwertigem Hanf-, Raps- oder Walnussöl vermischt mit ⅓ gutem Essig, etwas Meersalz oder Steinsalz und evtl. etwas fein gewiegten Küchenkräutern. Dieser Grundsalat kann dann mit allen weiteren, oben erwähnten Zutaten ergänzt oder gemischt werden.

Suppen für alle Varianten

Bei den Gemüsesuppen wird hier ganz bewusst auf die kohlenhydratreichen Kartoffeln verzichtet. Stattdessen werden vermehrt leicht verdauliche und vom Glyx her gesehen günstige Kohlenhydrate in Form von verschiedenen Gemüsesorten verwendet.

Klare Gemüsebouillon mit Einlage

▶ **Zutaten**

½ l Wasser · evtl. 1 TL pflanzliche Streuwürze (glutamatfrei) · 150 g frisches Gemüse (z. B. Fenchel, Stangensellerie, Sellerieknolle, Petersilienwurzel, gelbe Rüben) · 1 TL Schnittlauch · etwas Liebstöckl · Meersalz · 1 Lorbeerblatt · Pfefferkörner · Sojasauce · 1 EL bestes, kalt gepresstes Hanf-, Raps- oder Olivenöl · als Einlage: Gemüsestreifen, Eidotter, Fleischnockerl oder Fischnockerl

- Das gut gebürstete und gewaschene Wurzelgemüse mit Schale klein schneiden und mit Liebstöckl mit kaltem Wasser aufsetzen.
- Gewürze zugeben und ca. 20 Minuten köcheln lassen.
- Dann abseihen und mit Salz, Pfeffer, evtl. Streuwürze und Sojasauce gut abschmecken.
- Zuletzt das kalt gepresste Öl darüberträufeln, mit Schnittlauch garnieren und mit der gewählten Einlage servieren.

Gemüsesuppentopf

▶ **Zutaten**

½ l Gemüsebrühe · 250–300 g Wurzelgemüse (Karotten, Sellerie, Stangensellerie mit Grün), Fenchel, Zucchini · 1–2 EL Raps-, Hanf- oder Olivenöl (warm gepresst) · 50 g Jungzwiebeln · Meersalz · Muskatnuss · Pfeffer aus der Mühle

- Wurzelgemüse schälen und würfeln, Fenchelgrün und Selleriegrün grob schneiden, Fenchel und Zucchini klein würfeln.
- Zwiebel fein schneiden und in Olivenöl anschwitzen, Gemüsewürfel kurz mitschwitzen, mit Gemüsebrühe auffüllen, salzen und in etwa 10 Minuten weich kochen lassen.
- Zucchini die letzten 3 Minuten dazugeben.
- Mit Sellerie- und Fenchelgrün, Salz, Pfeffer und frisch geriebener Muskatnuss gut abschmecken.

Wurzelselleriesuppe

▶ **Zutaten**
½ l Gemüsebrühe
120– Sellerieknolle oder
150 g Stangensellerie mit
Grün oder beides
gemischt
1–2 EL Raps-, Hanf- oder
Olivenöl (warm
gepresst)
30 g Zwiebeln
Meersalz
Muskatnuss
Pfeffer aus der
Mühle

- Sellerie schälen und würfeln bzw. Stangensellerie mit Grün grob schneiden.
- Zwiebel fein schneiden und in Olivenöl anschwitzen, Selleriewürfel kurz mitschwitzen, mit Gemüsebrühe auffüllen, salzen und in etwa 15 Minuten weich kochen lassen.
- Im Mixer (mit Grün) pürieren und mit Salz, Pfeffer und frisch geriebener Muskatnuss gut abschmecken. Gefällig anrichten.

Tipp

Diese Gemüsesuppe wird ohne Kartoffeln und Milchprodukte zubereitet und ist daher für alle Varianten geeignet. Statt Sellerie können Sie auch eine Fenchel-, Kohlrabi-, Brokkoli-, Blumenkohl- Rüben- oder Spargelsuppe machen und mit Weißwein und frischen Küchenkräutern abschmecken.

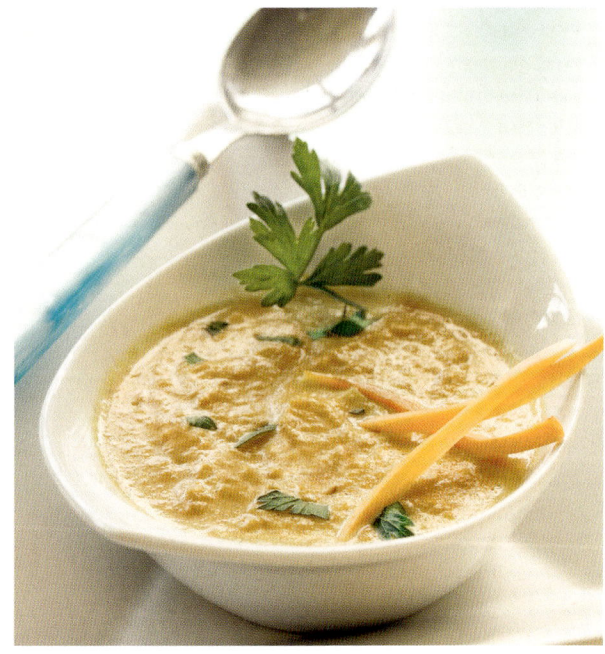

▶ Wenn Sie Gemüsesuppen pürieren, ergibt sich eine angenehme, sämige Konsistenz, ohne dass Sie Sahne, Schmand oder Andickmittel dazugeben müssten.

Gemüsebasensuppe

▶ **Zutaten**

120–150 g gemischtes Wurzelgemüse ·
50 g Zwiebel oder Lauch · 2 Knoblauchzehen · ½ l Gemüsebrühe · 1 EL Sauerrahm, Joghurt oder Süßrahm · gutes Steinsalz oder Meersalz · Muskatnuss · Pfeffer ·
1 TL Küchenkräuter · 1 EL bestes, kalt
gepresstes Pflanzenöl

- Wurzelgemüse schälen und würfeln.
- Zwiebeln oder Lauch in feine Ringe
  schneiden. Gemüsewürfel und Zwie-
  bel- oder Lauchringe in einen Topf geben, mit Gemüsebrühe auffüllen, weich
  kochen lassen und dann pürieren.
- Küchenkräuter und Knoblauch fein
  hacken.
- Suppe mit Salz, frisch geriebener Muskatnuss und frisch gemahlenem Pfeffer
  würzen.
- Kurz vor dem Servieren Küchenkräuter,
  Knoblauch und Pflanzenöl dazugeben.
- Werden bei Variante 1 nur die vorge-
  schlagenen Gemüse püriert und gut ab-
  geschmeckt, so können bei Stufe 2 und
  3 – zur optischen und geschmacklichen
  Aufbesserung – bereits zusätzlich Milchprodukte verwendet werden.

Tipp

**Sollten Sie Kuhmilchprodukte nicht
vertragen, so kann mit Schafsjoghurt,
Schafs- oder Ziegenmilch genauso ge-
mixt werden wie mit Kokos-, Reis- oder
Hafermilch. Bei Laktoseunverträglichkeit gibt es alle Milchprodukte laktosefrei im Handel, womit das Rezept gleich
bleibt.**

Basensauce

▶ **Zutaten**

100 g Wurzelgemüse · 50 g Jungzwiebel
oder Lauch · 1 EL Hanf- oder Rapsöl (warm
gepresst) · ½ Bund frische Küchenkräuter
· 1 EL Sauerrahm · ca. ¼ l Gemüsebrühe
oder Wasser · Meersalz · Muskatnuss ·
1 Messerspitze pflanzliche Streuwürze
(ohne Glutamat)

- Gemüse schälen, vierteln oder achteln,
  Zwiebel klein schneiden, Kräuter von
  den Stielen zupfen.
- Zwiebel in einer Kasserolle mit Öl anschwitzen, Gemüse zugeben, mit Wasser
  auffüllen, salzen, evtl. Streuwürze zugeben und weich kochen lassen.
- Im Mixglas oder mit dem Pürierstab pürieren, die Kräuter und den Sauerrahm
  mitmixen, mit Salz und frisch geriebener Muskatnuss gut nachschmecken.

Beilagen zu Fleisch oder Fisch

Gedämpftes Gemüse (Variante 1–3)

▶ **Zutaten**

300 g Petersilienwurzeln oder Sellerie, Fenchel oder Pastinaken · ca. $\frac{1}{16}$ l Kräuter-Basensauce oder Basensuppe · Meersalz · Muskatnuss

- Das Gemüse unter dem Wasserstrahl gut abbürsten, gefällig schneiden oder im Ganzen lassen.
- In einen Kocheinsatz geben. Den Kocheinsatz in einen Topf stellen, in dem etwas Wasser oder Brühe ist.
- Deckel auflegen und das Gemüse weich dämpfen. Das können Sie auch gut in einem Wok oder in einem speziellen Dampfgerät ohne Druck machen.
- Etwas Basensuppe oder -sauce (siehe S. 131) in einer Pfanne oder Kasserolle erwärmen, gegartes Gemüse dazugeben, mit Meersalz und geriebener Muskatnuss gut würzen und durchschwenken.

Zucchini- und Auberginengemüse mit Oliven

▶ **Zutaten**

250 g Zucchini · 250 g Aubergine · 1 EL Olivenöl (warm gepresst) · 2 EL hochwertiges, kalt gepresstes Olivenöl · 50 g Olivenfleisch (evtl. grün und schwarz gemischt) · 1 EL fein geschnittene Basilikumblätter oder 1 TL Pesto (5 g)

- Zucchini und Auberginen waschen, jedoch nicht schälen, nur die Strünke entfernen.
- Dann der Länge nach in dünne Scheiben schneiden. Falls vorhanden, könnten man dazu eine Brot- oder Wurstmaschine verwenden, aber bitte Vorsicht mit Ihren Fingern.
- Die dünn geschnittenen Gemüsescheiben nacheinander in einer sehr großen, flachen, beschichteten Pfanne mit dem warm gepressten Olivenöl beidseitig gut anbraten, herausnehmen und in einer Schüssel mit 2 EL kalt gepresstem Olivenöl beträufeln bzw. marinieren.
- Das Olivenfleisch klein schneiden, die Basilikumblätter hacken. Beides auf die angerichteten Gemüsescheiben geben.

Überdämpfte Tomatenscheiben mit Basilikum und Schafsmozzarella

- Bei den Tomaten den Strunk ausschneiden, die Tomaten auf der runden Seite leicht einritzen bzw. einschneiden und kurz ins kochende Wasser geben. Die Haut abziehen und dann die Tomaten in dicke Scheiben schneiden.
- Tomatenscheiben auf Teller legen und dazwischen – dachziegelartig – in Scheiben geschnittenen Mozzarella und Basilikumblättchen legen.
- Darüber kommen nun das kalt gepresste Olivenöl (oder 1 TL fertiges Basilikumpesto) und etwas Meersalz.

TiPP

Sie können die Tomaten zusätzlich mit gebratenen Zucchini, Auberginen oder Mangoldgemüse mischen. Wenn die Tomaten im Sommer gut reif sind, können sie natürlich auch mit der Haut in Scheiben geschnitten verwendet werden.

▶ **Zutaten**

500 g sonnengereifte, feste Tomaten oder Fleischtomaten

50 g Schafsmozzarella (oder aus Büffelmilch)

Meersalz

1 Bund frisches Basilikum

1–2 EL bestes, kalt gepresstes Olivenöl

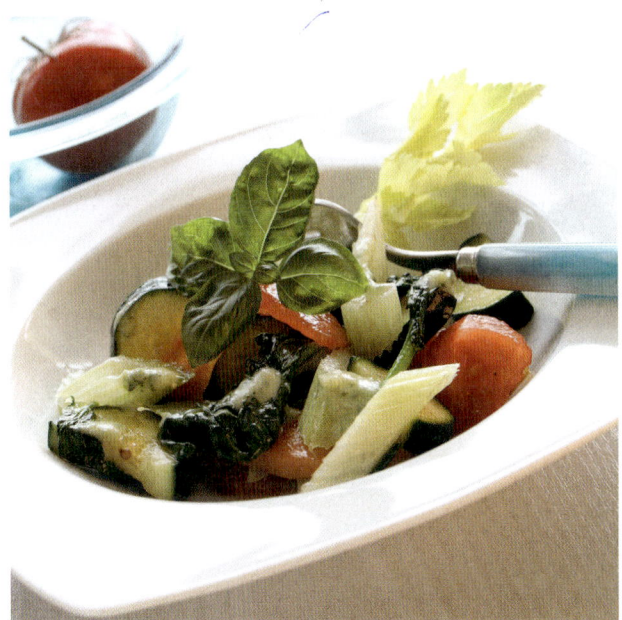

◀ Die Gemüsezutaten für die Ratatouille, die auf der nächsten Seite beschrieben wird, können Sie nach Saison und Geschmack variieren. Verwenden Sie möglichst hochwertige, regionale Produkte.

Ratatouille mit Champignons und Tomatenvierteln

▶ Zutaten

500 g Gemüse gemischt:
Karotten, gelbe
Rüben, Zucchini, Pas-
tinaken, Fenchel und/
oder Sellerieknolle,
evtl. auch Auberginen
und Stangensellerie
mit Grün

200 g Tomaten (evtl. auch
grüne, gelbe und rote
Paprikaschoten)

1 Bund frisches Basili-
kum
Meersalz
Muskatnuss

⅛ l Basensauce

250 g frische Champignons

200 g Tomaten

1 EL natives Olivenöl, kalt
gepresst

- Das geputzte Gemüse in dünne Scheiben schneiden (Auberginen würfeln) und im Kocheinsatz oder am Lochgitter
im Dampfgerät knackig dämpfen. Zucchini später dazugeben, da sie schnell fertig sind.

- Champignons halbieren oder vierteln und in einer großen, beschichteten Pfanne mit 1 TL Olivenöl anbräunen.
Danach zum gegarten Gemüse mischen. 200 g Tomaten
enthäuten und vierteln. Kerngehäuse entfernen und das
Tomatenfleisch zuletzt unter das Gemüse mischen.

- Alles zusammen mit fein geschnittenen Basilikumstreifen
und Meersalz würzen. Jetzt die Basensauce untermischen
und mit Salz und Muskat gut nachwürzen.

- Sie können das Gemüse auch zum Vorbereiten in ein pas-
sendes Gefäß geben und zugedeckt im Kühlschrank für
den nächsten Tag aufbewahren. Da das Gemüse im Kühlschrank immer etwas fest wird, wärmen Sie es vor Gebrauch in einer großen Pfanne, aber nicht mit Öl, sondern
mit etwas heißer Gemüsebrühe!

Tipp

**In einer großen Wokpfanne können Sie das geschnitte-
ne Gemüse auch – eines nach dem anderen – beidseitig
kurz und gut anbraten, herausnehmen, zur Seite stellen
und zuletzt alles zusammen wieder gut warm bzw. heiß
machen. Eventuell mit Basensauce mischen.**

Fischgerichte

Fischfilet auf Gemüse

- Zanderfilet mit Salz, Pfeffer und Basilikumstreifen würzen und in einer beschichteten Pfanne mit Olivenöl beidseitig anbraten. Warmstellen.
- In derselben Pfanne geschnittene Frühlingszwiebeln mit Fenchelstreifen, Stangensellerie und gelben Rübchen anbraten, mit Gemüsebrühe weich dünsten und zuletzt Blattspinat mit streifenförmig geschnittenem Radicchio und grob geschnittener Bachkresse untermischen.
- Das Ganze mit Basensauce binden, d. h. vermischen.
- Das Gemüse anrichten, den Fisch darauflegen und mit Bachkresse garnieren.

TiPP

Zu diesem Gericht eignet sich auch Portulak oder Rucola, den Sie ebenso wie Tomatenwürfel zuletzt in die fertige Speise mischen können.

▶ **Zutaten**

200 g	Zanderfilet (oder Barsch oder Kabeljau)
1 TL	Olivenöl (warm gepresst)
je 50 g	Frühlingszwiebeln, Mangold und Stangensellerie
je 100 g	Fenchelstreifen und gelbe Rübchen
30 g	Radicchio
60 ml	Basensauce Meersalz Pfeffer aus der Mühle
je 1 EL	Bachkresse und Basilikum

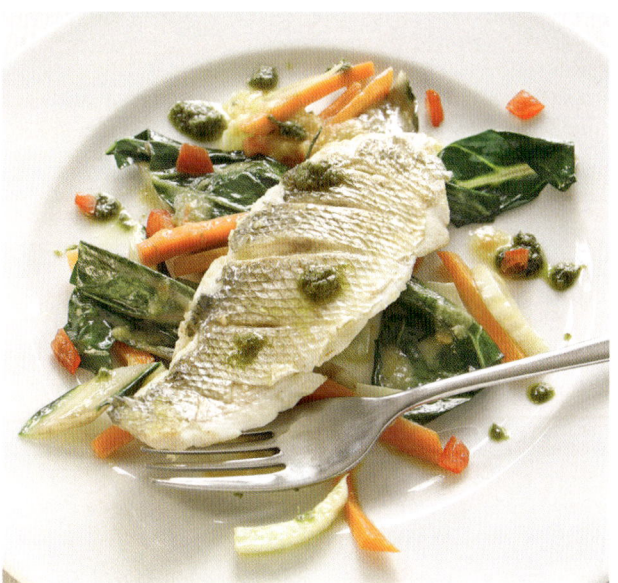

◀ Fischfilet auf Gemüse: Sie können sowohl die verwendete Fischart als auch die Gemüsesorten nach Verfügbarkeit variieren.

135

Forelle oder Saibling auf Fenchelgemüse

▶ **Zutaten**

2 Forellen oder Saiblinge (Felchen oder Rheinanken) · Meersalz · Pfeffer aus der Mühle · 2 Zweige Zitronenthymian · 1 Zweig Petersilie · 1 Fenchelknolle mit Grün · 1 Frühlingszwiebel · 150 g gelbe Rüben oder anderes Wurzelgemüse, geschält · ¼ TL frisch gehackter Ingwer · 2 EL Oliven- oder Rapsöl (warm gepresst)

- Die vorbereiteten, gesäuberten Forellen innen und außen salzen und pfeffern. Jeweils einen Zitronen-Thymian- oder Rosmarinzweig in die Bauchhöhle legen und die Oberseite des Fisches mit einem Thymianzweig belegen.
- In einer großen Pfanne mit Olivenöl beidseitig goldbraun anbraten, dann herausnehmen.
- Die vorbereiteten Gemüse in feine Streifen und Scheiben schneiden und in der gleichen Fischpfanne kurz anbraten.
- Alles mit Salz, Pfeffer und Ingwer würzen und jetzt die Fische darauflegen. Etwa 15–20 Minuten in den vorgeheizten Backofen (bei 200 °C) geben.
- Dann herausnehmen und eventuell mit etwas zerlassener Butter und Knoblauch beträufeln. Dazu passt auch gut kurz angeschwenkter Blattspinat oder gedünsteter Mangold-Spinat.

Tipp

Dazu können Sie übrigens auch jeden filetierten Fisch verwenden. Mit etwas Basilikumstreifen belegt und mit Salz und Pfeffer gewürzt kann jedes Filet im Nu in der Pfanne gebraten werden. Dabei immer mit der Hautseite nach unten beginnen!

Fischsuppe im Wok

▶ **Zutaten**

100 g filetierten frischen Fisch (Forelle, Saibling, Hecht) · 50 g Shrimps · 1 EL Olivenöl (warm gepresst) · je 50 g Jungzwiebeln und Fenchel in Streifen geschnitten · je 50 g Bärlauchstreifen (ersatzweise etwas Selleriegrün), junger Blattspinat mit den Stielen und von Fäden befreiter Stangensellerie · 100 g Wurzelgemüse (gelbe Rüben/Petersilienwurzeln), in Scheiben geschnitten · ¾ l Gemüsebrühe · $1/16$ l Weißwein · Meersalz · Muskatnuss, frisch gerieben · 5–6 Fäden Safran · Pfeffer aus der Mühle

- Olivenöl in die Wokpfanne oder in eine Kasserolle geben. Jungzwiebeln mit Bärlauchstreifen, Stangensellerie, Fenchel und Wurzelgemüse darin anschwitzen, Safran zugeben und mit ¾ Liter gut gewürzter Gemüsebrühe auffüllen, Salzen.
- Das Gemüse knackig garen. Weißwein und Blattspinat zugeben. Zuletzt den filetierten mundgerecht geschnittenen Fisch und die Shrimps (oder ausgelöste Krebse oder Scampischwänze) zugeben.
- Mit Salz und weißem Pfeffer aus der Mühle gut abschmecken und in Suppentellern anrichten.

Tipp

Beim Anrichten der Fischsuppe stets darauf achten, dass der Fisch mit einer Schöpfkelle vorsichtig angerichtet wird, damit er nicht zerfällt und die Stücke obenauf zum Liegen kommen. Mit Basilikum und eventuell mit geschälten Tomatenwürfeln garnieren.

Fleischgerichte

Eigentlich gibt es genügend Gerichte, die vorwiegend mit Fleisch zubereitet werden. Wie bei allen Lebensmitteln spielt aber auch hier die Qualität eine entscheidende Rolle. Beste, biologisch hochwertige Fleischqualität kann nur durch artgerechte Tierhaltung und Fütterung gewährleistet sein. Im Sinne der Kohlenhydratreduktion verzichten Sie hier bei Fleischgerichten auf die üblichen, gewohnten Kartoffelbeilagen und auf das Brot. Servieren Sie stattdessen als Beilage ausreichend Gemüse oder verschiedene Gemüsegerichte.

Als Vorschlag hier einige Anregungen zu den klassischen Fleischgerichten:
- geschnetzeltes Hühnerfleisch mit Gemüsepüree oder gebratenes Huhn oder Pute mit Kräuter-Basensauce und bunter Gemüsebeilage

- Natur-Kalbsschnitzel mit Kerbel-Basensauce und Brokkoli-Blumenkohlgemüse als Beilage
- gekochter Tafelspitz mit Apfelkren und gedämpftem Wurzelgemüse, in Scheiben geschnitten und mit etwas Basensauce gebunden
- Kalbsbraten mit Rosmarin und im Ofen mitgebratenes Zwiebel- und Wurzelgemüse
- Lamm, gebraten, mit Thymian und Knoblauch, dazu gegrilltes Zucchini- und Auberginengemüse mit Tomatenwürfeln und Minzensauce
- Rinderbraten oder Rindsschnitzel in Rotwein-Basensauce gedünstet, mit Sellerie-Gemüsepüree
- Wegen der Omega-3-Fettsäuren sehr empfehlenswert ist jede Form von Wildfleisch z. B. in Rotwein-Basensauce mit Gemüsebeilage, mitgebratenen Zwiebeln und Wurzelgemüsepüree

◀ Kalbsschulter mit Gemüse: Bei einem großen Fleischstück sollte das Gemüse nicht zu früh mit auf das Backblech gegeben werden, damit es nicht zu stark bräunt und gart.

Kalbsschulter mit Gemüse

- Kalbsschulter mit Salz, Pfeffer und Rosmarin würzen.
- Wurzelgemüse auf ein Backblech oder in eine Form legen und das Fleisch darauflegen.
- Im vorgeheizten Backofen bei 200 °C etwa 30–40 Minuten schmoren.
- Immer wieder das braun gefärbte Fleisch sowie das Gemüse wenden und mit Gemüsebrühe begießen.
- Es soll alles eine schöne braune Farbe haben, dazu muss das Gemüse breit gestreut liegen. Fleisch aus dem Ofen nehmen, in Folie wickeln und warm halten oder gleich portionieren.
- Das Gemüse mit den Zwiebeln und dem Natursaft zum Fleisch servieren.
- Falls Sie möchten, können Sie auch einen Teil vom Gemüse mit dem Saft und zusätzlich etwas Gemüsebrühe im Mixglas zu einer sämig dicklichen Sauce pürieren.
- Dazu servieren Sie – falls erwünscht – zusätzlich buntes Sommergemüse evtl. mit grünen Bohnen, das im Kocheinsatz gedämpft und mit etwas fertiger Basensauce gebunden wurde.

▶ **Zutaten**

300 g	Bio-Kalbsschulter (ausgelöst Fricandeau oder Nuss)
300 g	Wurzelgemüse, grob geschnitten
100 g	Zwiebel, geviertelt
1/4 l	Gemüsebrühe
	Meersalz
	Pfeffer aus der Mühle
1	frischer Rosmarinzweig

Tipp

Wie Kalbsschulter können Sie natürlich auch fast alle Teile von anderen Fleischtieren im Ofen garen. Beispielsweise einen zarten Lammbraten mit Knoblauch, einen Putenbraten mit Rosmarin oder einen Wildbraten mit Wacholderbeeren und Rotweinsauce. Achten Sie darauf: Je länger das Fleisch braucht, desto größer soll das Gemüse geschnitten werden und desto später sollen Sie es dazugeben, damit das Fleisch zugleich mit dem Gemüse fertig wird und trotzdem knackig bleibt. Eventuell können das Gemüse und das Fleisch separat auf einem Blech gegart und später miteinander gemischt werden! Dadurch können Sie das Gemüse kontrolliert herausnehmen, wenn es gar ist.

Hühnergeschnetzeltes mit Gemüse

▶ **Zutaten**

2 Hühnerbrüstchen
à 100 g ohne Haut
(oder 200 g Puten-
brust)
ca. ¹⁄₁₆ l Weißwein
1 EL Rapsöl, warm
gepresst
50 g Frühlingszwiebeln,
klein geschnitten
300 g Wurzelgemüse,
in Scheibchen
geschnitten
100 g Champignons,
geviertelt
Meersalz
Pfeffer aus der
Mühle
1 EL Sojasauce
1 TL Maisstärke
¹⁄₈ l Sahne
1 TL gehackte Petersilie
oder Kerbel

- Die Brüstchen in Streifen schneiden, mit Sojasauce und Maisstärke vermischen.
- Hühnerfleisch salzen, in einer großen beschichteten Pfanne oder in der Wokpfanne mit Rapsöl kurz und scharf anbraten und herausheben.
- Nun die Zwiebeln, Champignons und das Gemüse anbraten, mit Weißwein ablöschen und zugedeckt ca. 3 Minuten weich dünsten lassen.
- Eventuell mit wenig Gemüsebrühe nachhelfen, falls es ankocht.
- Sahne zugeben, einkochen lassen.
- Zuletzt das Fleisch wieder untermischen, kurz heiß machen, nachwürzen, Kräuter zugeben und auf zwei vorgewärmten Tellern anrichten.

Tipp

Sie können den Rahm auch weglassen, wenn Sie stattdessen ¹⁄₁₆ Liter Basensauce dazugeben. So können Sie auch Pute, Lamm, Wild oder zarte Teile vom Rind zubereiten. Das Gemüse kann beliebig variiert werden, und zu Wild sollten Sie Rotwein verwenden.

Kalbsschnitzel mit Gemüsesauce

- Schnitzel mit einer Klarsichtfolie belegen und mit dem Platiereisen oder Fleischklopfer gleichmäßig flach klopfen. Folie entfernen.
- Schnitzel mit Salz und Pfeffer würzen. Öl in einer größeren beschichteten Pfanne erhitzen und die Schnitzel von beiden Seiten knusprig braun anbraten. Aus der Pfanne heben und kurz im Backofen bei 100 °C warm halten.
- Nun den Bratensatz in der Pfanne mit Butter und der heißen Gemüsebouillon mit dem Schneebesen gut verrühren. Sahne zugeben und alles zusammen kurze Zeit reduzieren bzw. einkochen lassen.
- Nun die vorgefertigte Basensauce und den Kerbel untermischen, einmal aufkochen lassen und – falls nötig – nachschmecken.
- Die warm gehaltenen Schnitzel auf vorgewärmten Tellern anrichten, den entstandenen Saft zur Sauce mischen und diese über die Schnitzel verteilen.
- Dazu passt jegliches weich gedämpftes Gemüse, wie etwa Wurzelgemüse, Fenchel, Artischocken, Bohnen, Brokkoli, Erbsen, Blumenkohl, Blattspinat, Mangold, junge Frühlingszwiebeln … aber genauso auch ein Sellerie-Gemüsepüree.

▶ Zutaten
2 Kalbsschnitzel à ca. 100 g
1 EL Rapsöl, warm gepresst
Meersalz
weißer Pfeffer aus der Mühle
$\frac{1}{8}$ l heiße Gemüsebouillon
1 TL Butter
3 EL Sahne
1 Bund frisches Kerbelkraut
$\frac{1}{16}$ l Basensauce

Tipp

So können Sie auch ein Champignonschnitzel machen, wenn Sie zusätzlich etwa 150 g halbierte Champignons oder auch geschnittene Steinpilze oder Pfifferlinge in einer großen Pfanne anbraten und zur Sauce mischen. Statt dem Kalbsschnitzel können Sie auch ein Filet- oder Kalbsrückensteak rosa braten oder auf gleiche Art eine Puten-, Lamm- oder Wildschnitte zubereiten.

141

Vegetarische Gerichte, insbesondere für Variante 3

Italienische Nudeln werden im Normalfall immer ohne Ei und mit Hartweizen gemacht. Es gibt im Handel zahlreiche Nudelformen, die allgemein bekannt sind. So etwa von Spaghetti zu Rigatoni, Spiralennudeln, Hörnchen und Makkaroni. Hier ein paar Anregungen zu fleischlosen, köstlichen Nudelgerichten:

- Hartweizengrieß-Teigwaren (Nudeln) mit einem pikant gewürzten Gemüsesugo (gemacht wie ein Fleischsugo, aber mit sehr klein geschnittenem Wurzelgemüse, Zwiebel und evtl. Knoblauch)
- Vollwert-Spaghetti mit in Olivenöl geschwenkten Tomatenwürfeln und 1 Teelöffel Kräuterpesto oder klein geschnittenen Oliven mit Knoblauch und frischen Oreganoblättern oder mit etwas geriebenem Schafs- oder Ziegenkäse oder al'Olio mit Knoblauch und Olivenöl
- Gemüselasagne ohne Teigblätter mit gebratenen Gemüsescheiben, dazwischen Gemüsesugo oder mit Schafskäse und Basilikumsauce mit Tomaten
- Spinatnockerln auf buntem Gemüse, gedämpft oder gedünstet
- verschiedene Gemüseaufläufe mit vielen Kräutern, Ei oder Käse
- Pilzgerichte oder Omelette mit Ei und Frischkräutern

- Gemüsequiche mit Portulak-Creme und Käse
- Olivenpaste mit gebratenen Auberginen und Zucchinischeiben
- Artischocken oder Fenchel in Olivenöl gedünstet mit Frischkäse, Schafs- oder Ziegenkäse
- Mangold-Spinat gedünstet mit Pinien und Walnüssen
- Gemüseeintöpfe, Gemüsesuppen, pürierte Basensuppen in allen Varianten
- Kraut- und Kohlgerichte mit Wurzelgemüse, Zwiebel, Knoblauch und vielen frischen Küchenkräutern
- Kaltschalen, Obstkaltschalen, Fruchtspeisen für die heiße Jahreszeit

Gerichte mit Tofu

- Natur Tofuscheiben oder geräucherte Tofuscheiben gebraten mit Mangold-Spinat und gedämpftem Wurzelgemüse
- gehacktes Tofuschnitzel gebraten mit Bärlauch- oder Portulak-Kräutersauce und gedünstetem Wirsinggemüse
- pikantes Bohnengulasch mit Tofuwürfeln oder kleinen Sojawürstchen

Tofu mit Portulak und Mandeln

- Zuerst die Tofuwürfel mit Sojasauce würzen und in einer großen Pfanne oder in der Wokpfanne mit Öl scharf anbraten. Zur Seite stellen.
- Klein geschnittene Schalotten, Knoblauch, Zucchini und Ingwer in die Pfanne geben und kurz anbraten.
- Mit Salz und Pfeffer würzen. Portulak, Tomaten und Blattspinat zugeben und etwa 2 Minuten zugedeckt weich dünsten.
- Basensauce und Mandelstifte unterrühren.
- Tofuwürfel wieder zugeben und mit Schafskäse, Salz, Oregano und Pfeffer gut würzig nachschmecken.

Tipp

Dieses vegetarische Gericht kann mit weiteren verschiedenen Gemüsesorten, etwa mit Wurzelgemüse, Brokkoliröschen, Blumenkohl, grünen Bohnen, Fenchel, etwas Käse oder Walnüssen beliebig angereichert oder variiert werden.

▶ **Zutaten**

- 120 g Tofu natur, frisch gewürfelt
- 100 g Portulak, geputzt
- 100 g junger Blattspinat, geputzt
- 100 g Zucchinischeiben
- 100 g Tomatenwürfel, geschält
- 1 EL Rapsöl (warm gepresst)
- 50 g grob geriebener Schafskäse
- 1 Zehe Knoblauch
- 20 g Schalotten, fein geschnitten
- $\frac{1}{4}$ TL Ingwer frisch, fein gehackt
- 30 g Mandelstifte
- $\frac{1}{16}$ l Basensauce
  Meersalz
- 1 TL Sojasauce
  Pfeffer aus der Mühle
- 1 TL gehackte Oreganoblättchen

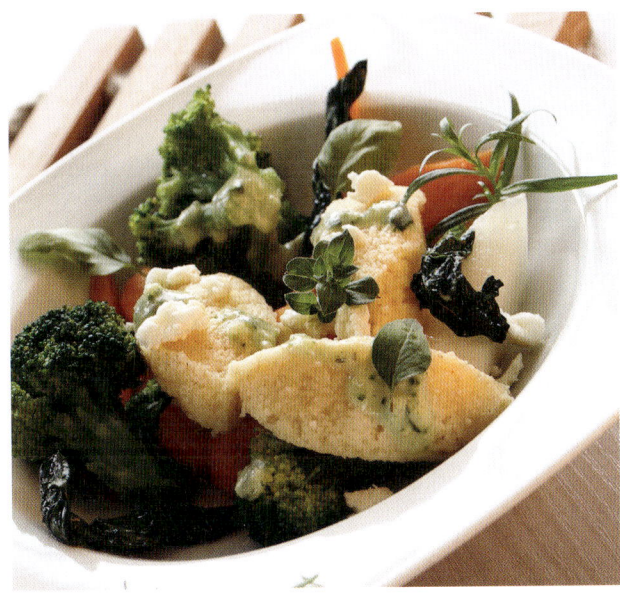

◀ Wie wäre es als Vorschlag für ein vegetarisches Gericht mit Nockerln auf buntem Gemüse mit etwas Schafskäse überbacken?

143

Tofuschnitzel

▶ **Zutaten**

200 g Tofu natur (Sojaquark) · 1 EL Sauerrahm bzw. Schmand · 1 EL Sojasauce · 50 g Jungzwiebeln, fein geschnitten · 1–2 Knoblauchzehen · 1 EL Rapsöl (warm gepresst) · 1 TL fein geschnittene Küchenkräuter · etwas Vollsalz oder Meersalz · Pfeffer aus der Mühle

- Zwiebel und Knoblauch in Rapsöl anbräunen.
- Tofu in einer Schüssel mit der Gabel fein zerdrücken und mit Sauerrahm, Salz, Sojasauce, den Zwiebeln, Knoblauch und Küchenkräuter mischen und mit Salz und Pfeffer gut würzig abschmecken.
- Aus dieser Masse 2 Schnitzel formen und diese in einer beschichteten Pfanne mit wenig Öl kurz goldgelb anbraten. Bei einem eventuellen Wenden vorsichtig mit 2 Schaufeln umdrehen.

Kohlrabigemüse mit Nüssen

▶ **Zutaten**

250 g geschältes Kohlrabigemüse · 10 g Omega-3-Margarine oder warm gepresstes Olivenöl · 2 EL grob gehackte Walnüsse · ca. $\frac{1}{8}$ l kohlensäurereiches Mineralwasser · evtl. 1 TL frisches Kerbelkraut, fein geschnitten, oder gehackte Petersilie

- Kohlrabi putzen, schälen und in grobe Stifte schneiden.
- In einer Pfanne mit Öl oder Margarine kurz anschwitzen.
- Mit Mineralwasser nach und nach auffüllen, salzen und zugedeckt 2–3 Minuten weich dünsten lassen.
- Zuletzt die Nüsse und das Kerbelkraut untermischen.

Tipp

Sie können zu diesem Gericht auch Brokkoli oder Blumenkohlröschen verwenden. Genauso passt aber auch Blattspinat, Mangold oder Portulak dazu. Eventuell das Gemüse mit ⅛ Liter Basensauce abbinden und mit Sauerrahm oder Joghurt garnieren.

Desserts

Mit den Nachtischen oder Desserts wollen wir sparsam umgehen. Aber falls zwischendurch ein dringendes Bedürfnis besteht, wieder einmal etwas Süßes als Dessert zu essen, hier einige Vorschläge:

Weincreme mit Walnüssen

▶ **Zutaten**

1 Eigelb · 30 g brauner Zucker · 1 Blatt Gelatine · $\frac{1}{16}$ l lieblicher Weißwein · $\frac{1}{8}$ l Schlagrahm · 1 Prise Salz · 2 EL Walnüsse, grob gehackt

- Eigelb, Zucker, Wein, eine Prise Salz und das in kaltem Wasser 3 Minuten eingeweichte und ausgedrückte Gelatineblatt in einem kleinen Schneekessel über einem Wasserbad erst warm und dann über Eiswasser kalt schlagen.
- Geschlagenen Rahm und Nüsse mit einer Schneerute unterheben und die Creme in 2 kleinere Gläser oder Sektflöten füllen.
- Etwa 1 Stunde im Kühlschrank absteifen lassen.
- Mit gehackten Walnüssen garnieren.

Tipp

Diese Weincreme können Sie zusätzlich mit Zitronenmelissenblättern garnieren oder mit ein paar Mandeln oder Pistazien.

Kastaniendessert

▶ **Zutaten**

120 g frische Edelkastanien (passierte Maroni, Maronipüree) · 25 g brauner Zucker · $\frac{1}{2}$ TL Zitronensaft · $\frac{1}{8}$ l Schlagrahm · 4 Sauerkirschen · 1 TL Rum · 1 Prise Salz · 4 Blätter frische Zitronenmelisse oder Minze

- Frische Kastanien einritzen und im heißen Backofen oder Maronibräter weich rösten.
- Kurze Zeit abkühlen lassen, schälen und passieren bzw. durchdrücken.
- Mit einer Prise Salz, Zucker und evtl. etwas Rum zu einer cremigen Masse verarbeiten.
- Mit geschlagenem Rahm vermischen und mithilfe eines Spritzsackes (ohne Tülle) in sehr kleinen Gläsern gefällig anrichten.
- Mit je einer Sauerkirsche und einem Blatt Zitronenmelisse garnieren.

Tipp

Sollte das Kastanienpüree zu dicklich sein, dann mit etwas Milch oder Wasser verdünnen. Gut geeignet ist auch Mandelmilch oder Kokosmilch.

Schokoladencreme

▶ **Zutaten**

⅛ l Kuhmilch (Schafs-, Reis- oder Kokosmilch) · 1,5–2 Blatt Gelatine · 1 Eigelb ·
1 Eiweiß · ⅛ l Schlagrahm · etwas Vanille-
aroma · 50 g Zartbitterschokolade (mit
70 % Kakaoanteil) · 1 Prise Salz · 8 g Scho-
koladespäne zum Garnieren

- Milch, die eingeweichte und ausge-
  drückte Gelatine, Eigelb, Vanille und
  Schokolade in einem Schneekessel über
  Wasserdampf zu einer Creme abziehen,
  also unter Rühren auf ca. 70 °C erhit-
  zen, dann über sehr kaltem Wasser mit
  Eiswürfeln wieder kaltrühren, bis die
  Creme anzieht bzw. absteift.
- Das Eiweiß mit einer Prise Salz zu
  Schnee schlagen und mit dem geschla-
  genen Rahm zugleich kurz vor dem völ-
  ligen Abstocken der Creme mit einem
  Schneebesen einrühren.
- In 2 kleinere Gläser oder Schalen füllen.
- Etwa 1 Stunde in den Kühlschrank stel-
  len und mit einer Schlagrahmrosette
  und Schokoladespänen garnieren.

Bratapfel mit Walnussfüllung

▶ **Zutaten**

2 große säuerliche Äpfel · 40 g grob
gehackte Walnüsse · ½ l Kuhmilch (Schafs-
oder Ziegenmilch) · 40 g Vanillepudding-
pulver (Maisstärke mit Vanille natur
gemahlen) · 1 EL brauner Zucker

- Von den Äpfeln das Kerngehäuse aus-
  stechen und die grob gehackten Nüsse
  einfüllen.
- Die Äpfel mit der Schale auf ein Backblech setzen und im vorgeheizten Ofen
  bei 180 °C ca. 20 Minuten schmoren.
- Für die Vanillesauce Milch mit Pud-
  dingpulver oder Maisstärke, Zucker und
  Vanille verrühren, aufkochen und dann
  leicht abkühlen lassen.
- Die Äpfel auf 2 warme Teller setzen, mit
  Vanillesauce übergießen und mit Zitronenmelisse garnieren.

Tipp

**Ein tolles Gericht für Kinder und Er-
wachsene, besonders in der kalten Jahreszeit oder um Weihnachten. Wer es
mag, kann den Apfel noch mit Zimtrin-
de und Nelken spicken! Auch Preisel-
beeren passen gut dazu.**

Das Abendessen sollte nach Mayr tunlichst die kleinste Mahlzeit darstellen. Abends ist nach einem erfüllten Arbeitstag für alle Menschen die Verdauungskraft meist schon deutlich reduziert. Vor allem gärfähige Nahrungsmittel fallen leicht der nächtlichen Zersetzung im Darm anheim und sollten daher strikt gemieden werden. Dies gilt für alle rohen Salate, Gemüse, Obst und andere Formen der Rohkost am Abend.

In Betracht kommt daher für den Abend nur leicht Verdauliches, wie etwa Schafsjoghurt mit guten Oliven, Walnüssen oder Mandeln und alle Basensuppen oder Gemüsepüreesuppen. Besonders gut geeignet sind alle im Buch enthaltenen Gemüsebeilagen, Gemüsegerichte oder Antipasti. Auch kalte oder warme Fischspeisen mit Gemüse sind zu empfehlen. Gut geeignet sind auch sämtliche Aufstriche mit einem stark reduzierten Konsum von wenig vollwertigem Brot evtl. auch zum Eintunken für gute, hochwertige Pflanzenöle

Als Getränk sind neben viel Wasser morgens Malzkaffee oder Kräutertee und am Abend gelegentlich ein Glas Rotwein zu empfehlen.

Bei Variante 3 ist abends auch leichtes Roggen-Sauerteigbrot mit Sojakäse, Schafs- oder Ziegenkäse, Mozzarella, Ricotta, Hüttenkäse oder Kochkäse erlaubt.

▶ **Ein wenig Hüttenkäse zum Abendessen empfiehlt sich vor allem für Variante 3.**

Hier sind tagsüber auch kleinere Tomatenstücke, eingelegte Zwiebelchen, Gemüsestifte, Salat, Obst, Gewürzgurken, Kapern, Sardellenringe, eingelegte Senfgurken, Pilze oder verschiedenes eingelegtes Gemüse möglich.

Falls das Mittagessen aus beruflichen Gründen ausgefallen oder zu klein geraten ist, kann auch für den Abend ein leichtes, warmes Gericht aus den im Buch enthaltenen Rezeptvorschlägen gewählt werden. Sie können gelegentlich neben dem Frühstück ein verspätetes Mittagessen auch als frühes Abendessen am späten Nachmittag einnehmen. Das hat den Vorteil, dass man sich umso mehr auf das Frühstück des nächsten Tages freut und etwas für die Gesundheit tut.

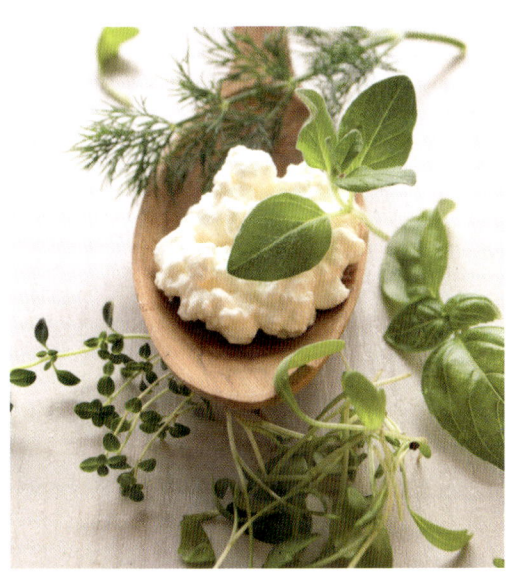

Literatur

Brand-Miller J, Wolever ThMS, Solagiuri S, Foster-Powell K. **The Glucose Revolution.** New York: Marlowe & Co.; 2000

Clark HR. **Heilung ist möglich.** München: Knaur

D'Adamo PJ, Whitney C. **4 Blutgruppen.** Das Kochbuch für ein gesundes Leben. München: Piper; 1999

D'Adamo PJ, Whitney C. **4 Blutgruppen.** München: Piper; 1999

De Lorgeril M, Renaud S, Manselle N. »Lyon Studie«: **Mediteranean alpha-linolenic rich diet.** Lancet 1994; 343: 1454–9

Fletcher H. **Mit 60 Jahren wieder jung.** Dresden: E. Pahl Verlag f. angewandte Lebenspflege; 1912

Fletcher H. **Wie ich mich selbst wieder jung kaute.** Leipzig: Demme; 1910

Hamm M. **Fit und schlank mit dem Glyx.** München: Midena; 2001

Hendel B, Ferreira P. **Wasser und Salz.** Herrsching: INA; 2000

Kopp W, Begusch B. **Essen Sie sich schlank.** Graz: Schlank u. gesund-Verlag; 2001

Kreisberg RA, Boshell BR, DiPlacido J. **Insulin secretion in obesity.** New Engl J Med 1967; 276: 413–319

Lutz W. **Die Lutz-Diät.** Genf: Ariston

Lutz W. **Kranker Magen – kranker Darm.** Gräfelfing: Sayla; 1995

Lutz W. **Leben ohne Brot.** Gräfelfing: Informed; 2004

Mayr FX. **Die verhängnisvollste Frage.** Bad Goisern: Neues Leben; 1951

Mayr FX. **Fundamente zur Diagnostik der Verdauungskrankheiten.** Bietigheim: Turmverlag; 1974

Mayr P, Wieser A. **Energy-Cuisine:** Mehr Energie, mehr Leistung, mehr Leben: So essen Sie sich fit. Stuttgart: Haug; 2005

Mayr P. **F.X.Mayr – Die gesunde Ernährung danach.** Stuttgart: Haug; 2009

Montignac M. **Essen – Abnehmen – Schlankbleiben.** Volketswil, Schweiz: Verlagsgem. für europ. Editionen; 2002

Montignac M. **Essen gehen und dabei abnehmen.** 11. Aufl. München: dtv; 2001

Rauch E, Mayr P. **Milde Ableitungsdiät.** 17. Aufl. Stuttgart: Trias; 2011

Rauch E, Mayr P. **Schnell & einfach: Milde Ableitungsdiät.** Ihr idealer Einstieg in die Erfolgskur. 3. Aufl. Stuttgart; Trias; 2011

Rauch E. **Blut- und Säftereinigung.** 22. Aufl. Stuttgart: Haug; 2005

Rauch E. **Die Darmreinigung nach F.X. Mayr.** 43. Aufl. Stuttgart: Trias; 2011

Rauch E. **Die F.X. Mayr-Kur und danach gesünder leben.** So entschlacken Sie richtig und finden den Weg zur optimalen Ernährung. 4. Aufl. Stuttgart: Haug; 2001

Rauch E. **Lehrbuch der Diagnostik und Therapie nach F.X. Mayr.** Kriterien des Krankheitsvorfeldes, der Gesundheit und Krankheit. 3. Aufl. Stuttgart: Haug; 2004

Roizen MF. **Real Age.** München: Mosaik; 2001

Schilling J. **Kau dich gesund. Schlank und vital ohne Diät.** Ratgeber Ehrenwirt; 2002

Sears B. **Das Optimum. Die Sears-Diät.** München, Düsseldorf: Econ; 1999

Stossier H, Hahn M. **F.X. Mayr – Medizin der Zukunft.** Stuttgart: Trias; 2008

Strunz U, Jopp A. **Fit mit Fett.** München: Heyne; 2002

Sulzberger M. **Schlank mit den richtigen Kohlenhydraten.** Aarau, Schweiz: AT Verlag; 2001

Walb L, Heintze T, Lehmann P. **Original Hay'sche Trennkost.** 45. Aufl. Stuttgart: Haug; 2009

Wendt L. **Die Eiweißspeicherkrankheiten.** Heidelberg: Haug; 1987

Worm N. **Syndrom X.** Lünen: Systemed; 2002

Weitere Literatur unter: www.petermary.at und www.fxmayr.com.

Register

Bibliografische Information der Deutschen Nationalbibliothek
Die Deutsche Nationalbibliothek verzeichnet diese Publikation in der Deutschen Nationalbibliografie; detaillierte bibliografische Daten sind im Internet über http://dnb.d-nb.de abrufbar.

Redaktion: Anne Bleick
Bildredaktion: Christoph Frick

Umschlaggestaltung und Layout: CYCLUS Visuelle Kommunikation, Stuttgart

Bildnachweis:
Umschlagfoto: Dominique Loenicker, Stuttgart
Fotos im Innenteil: Fotolia-Christa Eder: S. 55; Fotolia-DAN: S. 22, 87; Fotolia-DIREKTHIER: S. 31; Fotolia-Food-Images: S. 4, 5, 18, 82, 102, 114; Fotolia-Frog974: S. 8; Fotolia-lu-photo: S. 95; Fotolia-M&M: S. 46; Fotolia-pgm: S. 66; Dominique Loenicker, Stuttgart: S. 3; Chris Meier, Stuttgart: S. 116, 119, 122, 127, 130, 133, 135, 138, 143, 147

Zeichnungen: Christine Lackner, Ittlingen: S. 25, 43, 70, 98; Otto Stefferl, Wien: S. 33, 56

2. Auflage

© 2003, 2011 TRIAS Verlag in MVS Medizinverlage Stuttgart GmbH & Co. KG
Oswald-Hesse-Straße 50, 70469 Stuttgart

Printed in Germany

Satz: Fotosatz Buck, 84036 Kumhausen
gesetzt in: InDesign CS4
Druck: AZ Druck und Datentechnik GmbH, Kempten

Gedruckt auf chlorfrei gebleichtem Papier

ISBN 978-3-8304-3915-8   1 2 3 4 5 6

Wichtiger Hinweis: Wie jede Wissenschaft ist die Medizin ständigen Entwicklungen unterworfen. Forschung und klinische Erfahrung erweitern unsere Erkenntnisse, insbesondere was Behandlung und medikamentöse Therapie anbelangt. Soweit in diesem Werk eine Dosierung oder eine Applikation erwähnt wird, darf der Leser zwar darauf vertrauen, dass Autoren, Herausgeber und Verlag große Sorgfalt darauf verwandt haben, dass diese Angabe dem **Wissensstand bei Fertigstellung des Werkes** entspricht.

Die Ratschläge und Empfehlungen dieses Buches wurden vom Autor und Verlag nach bestem Wissen und Gewissen erarbeitet und sorgfältig geprüft. Dennoch kann eine Garantie nicht übernommen werden. Eine Haftung des Autors, des Verlags oder seiner Beauftragten für Personen-, Sach- oder Vermögensschäden ist ausgeschlossen.

SERVICE

Liebe Leserin, lieber Leser,

hat Ihnen dieses Buch weitergeholfen? Für Anregungen, Kritik, aber auch für Lob sind wir offen. So können wir in Zukunft noch besser auf Ihre Wünsche eingehen. Schreiben Sie uns, denn Ihre Meinung zählt!

Ihr TRIAS Verlag
E-Mail-Leserservice: heike.schmid@medizinverlage.de
Lektorat TRIAS Verlag, Postfach 30 05 04, 70445 Stuttgart, Fax: 0711 - 8931 - 748